EXPOSITION NATIONALE

DES

PRODUITS DE L'INDUSTRIE AGRICOLE ET MANUFACTURIÈRE

de 1849.

RAPPORT DU JURY DÉPARTEMENTAL

du Nord.

ANALYSE DE LA SITUATION INDUSTRIELLE DU DÉPARTEMENT.

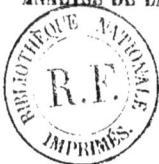

KUHLMANN, RAPPORTEUR.

LILLE,

IMPRIMERIE DE L. DANEL, GRANDE-PLACE.

Juin 1849.

1849

RAPPORT

DU JURY DÉPARTEMENTAL DU NORD

AU JURY CENTRAL.

PREMIÈRE PARTIE.

ANALYSE DES TRAVAUX DU JURY.

I.

ORGANISATION, ATTRIBUTIONS, ETC.

Le jury, chargé de l'admission des produits du département du Nord, destinés à l'exposition publique, vient présenter le résumé de ses travaux. Institué par un arrêté de M. le Préfet du Nord en date du 10 mars dernier, ce jury a été composé de

MM. Dumont, maître de forges à Ferrière-la-Grande, ancien député.

Durieux, Adolphe, négociant à Avesnes.

Gossart, négociant à Avesnes, délégué de l'arrondissement à la chambre de commerce de Valenciennes.

Gossuin, directeur de faïencerie à Ferrière-la-Petite.

Legrand, filateur à Fourmies, membre du Conseil général du département du Nord.

Riche-Dujardin, négociant à Maubeuge.

Delloye, président du tribunal de commerce de Cambrai.

MM. Seydoux, manufacturier au Câteau, membre du Conseil général du département du Nord.

Wallerand, membre de la chambre consultative des arts et manufactures, à Cambrai.

Bommart, négociant à Douai.

Bootz, mécanicien à Douai.

Chartier, Prosper, manufacturier à Douai, délégué de l'arrondissement de Douai à la chambre de commerce de Lille.

Dovilliers, Louis, cultivateur à Montigny.

Fiévet, Constant, cultivateur et fabricant de sucre à Masny.

Wasse aîné, professeur de physique au lycée de Douai.

Bourdon, Constant, négociant à Dunkerque, membre de la chambre de commerce.

Cuel, ingénieur en chef des ponts-et-chaussées, à Dunkerque.

Thélu, Alexandre, marchand de draps à Dunkerque.

Béhaghel, Louis, ancien négociant à Bailleul, membre du Conseil général du département.

Bachy, membre de la Société des Sciences, de l'Agriculture et des Arts de Lille.

Barrois, Théodore, ancien filateur à Fives, membre du tribunal de commerce de Lille.

Brunfel, Henri, négociant à Lille.

Cazeneuve, docteur en médecine, président de la Société des Sciences, de l'Agriculture et des Arts de Lille.

Delobel, fabricant de fils, membre du conseil des prud'hommes de Lille.

Lamarle, ingénieur en chef des ponts-et-chaussées, à Lille.

Lefebvre, Julien, agronome, membre du conseil général du département et de la Société des Sciences, de l'Agriculture et des Arts de Lille.

Leplus, architecte du département, à Lille.

Meugy, ingénieur des mines, à Lille.

Dansette, Hubert, négociant et maire à Armentières, membre du conseil général du département et de la chambre de commerce de Lille.

Mahieu-Delangre, négociant à Armentières.

Kuhlmann, manufacturier à Loos, correspondant de l'Institut, membre du conseil général du commerce.

MM. Bossut, négociant et ancien maire, à Roubaix.

Mimerel, négociant à Roubaix, membre du conseil général du département, président du conseil général des manufactures.

Delobel-Wattine, négociant à Tourcoing.

Jonglez-Wattel, négociant à Tourcoing.

Masurel, Carlos, négociant à Tourcoing, membre du conseil général du département.

Requillart, fabricant de tapis à Tourcoing.

Bélanger, filateur à Fresnes.

Blanquet, Désiré, raffineur à Famars.

Carlier-Mathieu, propriétaire et fabricant de sucre à Valenciennes.

Delame-Lelièvre, négociant à Valenciennes.

Grar, Numa, raffineur   id.

Lewille, fabricant de clous   id.

Pesier, Edmond, pharmacien   id.

Renard, maître de verreries à Fresnes et membre du conseil général du département.

Degrimonpont-Vernier, filateur à Lille.

Eeckman, Louis, négociant à Roubaix.

Sur ce grand nombre de membres, deux seulement, MM. Bossut et Cuel, ont donné leur démission par suite d'empêchements.

Le jury, réuni pour la première fois le 29 mars, sous la présidence de M. David, préfet du Nord, a consacré sa séance d'installation à son organisation intérieure et à la distribution de ses travaux.

Ont été nommés : Vice-président, M. Mimerel ; secrétaire-rapporteur, M. Kuhlmann. M. Mimerel, appelé à faire partie du jury central, a été, vers la fin des travaux du jury, remplacé, en sa qualité de vice-président, par M. Dumont.

Le bureau ainsi composé, il lui a été adjoint, pour les séances à tenir en-dehors des réunions générales du jury, en vue de l'expédition des affaires courantes et de l'appréciation des demandes exigeant une prompte réponse, MM. Bruneel, Lefebvre, Meugy et Cazeneuve.

Le jury a pensé que, pour arriver à un examen approfondi de chaque dossier, il convenait qu'il se partageât en plusieurs sections auxquelles les dossiers seraient distribués ; que chaque section réunirait les membres du jury appartenant par leurs études et leur expérience à la partie des arts industriels ou agricoles dont la section prendrait le nom.

Le jury fut donc divisé en quatre sections :

La section d'agriculture.

La section des arts chimiques, mines, métallurgie, etc.

La section des arts mécaniques, filatures, tissages, etc.

La section des arts divers.

La section d'agriculture fut composée de MM. Lefebvre, président ; Bachy, Dovillers, Fiévet, Wasse aîné, Cazeneuve, secrétaire, remplacé plus tard par M. Bachy.

La section des arts chimiques fut composée de MM. Kuhlmann, président; Blanquet, Bootz, Chartier, Dumont, Durieux, Grar, Gossuin, Meugy, Renard, Pesier, secrétaire.

La section des arts mécaniques fut composée de MM. Delloye, président ; Barrois, Bélanger, Bruneel, Degrimonpont, Delame, Delobel, Delobel-Wattine, Eeckman, Legrand, Lelièvre, Mahieu-Delangre, Masurel, Mimerel, Requillart, Riche-Dujardin, Seydoux, Thélu, Wallerand, Dansette, secrétaire.

Vers la fin des travaux du jury, M. Delloye, obligé de s'absenter, a été remplacé par M. Degrimonpont.

Cette section a elle-même formé dans son sein trois subdivisions : celle des fils de lin et des tissus de lin et de coton, qui eut pour secrétaire M. Dansette ; celle des tissus de Roubaix, secrétaire, M. L. Eeckman, et celle des laines et cotons filés, secrétaire, M. Barrois.

La section des arts divers fut composée de MM. Lamarle, président ; Béhaghel, Bomart, Bourdon, Gossart. Lewille, Riche-Dujardin, Leplus, secrétaire.

Le jury a encore nommé dans son sein une commission spéciale, chargée de l'examen des demandes de récompenses faites en vertu de l'article 4 de l'arrêté préfectoral du 10 mars 1849. Cette commission a été formée de douze membres désignés par les quatre sections, en nombre égal par chaque section. Elle a été composée de MM. Dumont, président ; Blanquet, Bourdon, Dansette, Delobel, Dovillers, Kuhlmann, Lamarle, Masurel, Riche-Dujardin, Wassé aîné, Cazeneuve, secrétaire.

Dès le début des travaux de cette commission, M. Cazeneuve, obligé de s'absenter, a été remplacé par M. Lamarle.

Après ces travaux préparatoires pour l'organisation de ses bureaux et de ses commissions diverses, la première décision du jury a été de faire constater, par des visites personnelles dans les établissements et par tous autres moyens d'investigation, l'exactitude des déclarations des exposants, afin d'éviter qu'il ne se présentât dans ces déclarations des exagérations qui pourraient fausser l'opinion du jury central. Le jury départemental a pensé que, malgré les nombreuses démarches auxquelles une pareille résolution devait donner lieu de la part de ses membres, il devait s'y soumettre, parce qu'il entrait essentiellement dans ses devoirs de ne laisser arriver au jury central que des données contrôlées avec soin et qui pussent donner à ce jury l'expression vraie de la force productive de chacun des exposants.

Le jury a donc décidé que les dossiers, au fur et à mesure de leur enregistrement, seraient adressés par l'un de ses membres pris dans chaque arrondissement, aux membres du jury les plus rapprochés du domicile des exposants et le plus en position d'exercer un contrôle sérieux sur les assertions portées dans les déclarations.

Quant à l'énonciation du prix des marchandises présentées à l'exposition, le jury a décidé que cette énonciation, d'une importance extrême pour fixer les opinions du jury central, serait demandée aux exposants, mais en même temps et pour respecter des intérêts qui eussent pu se trouver froissés par la publication de pareils documents, il a décidé que les intentions des manufacturiers exposants seraient respectées, lorsqu'ils demanderaient que leurs prix ne fussent pas livrés au public, mais présentés seulement au jury central comme un élément de l'appréciation qu'il aura à faire des mérites relatifs des concurrents ou des produits exposés.

Le jury s'est ensuite occupé de l'examen des diverses dispositions de l'arrêté du Président de la République du 18 janvier 1849, et de l'arrêté préfectoral du 10 mars. Et tout d'abord, il a applaudi à la pensée du Gouvernement, d'avoir ouvert les galeries de l'exposition aux produits de l'industrie agricole aussi bien qu'aux produits de l'industrie manufacturière. C'est la conséquence logique de l'égale protection qu'il doit à toutes les branches du travail national.

Une des préoccupations les plus grandes du Gouvernement doit le porter à faire entrer dans nos institutions l'esprit d'unité qui fait le principe de notre organisation politique, et qui, appliqué aux éléments de la production, tend à éteindre tout antagonisme qui affaiblirait le bon accord entre les producteurs divers, et leur enlèverait la force qu'ils peuvent en tirer, pour développer le travail, source première de toute prospérité.

Le jury du Nord ne saurait donc trop faire ressortir l'utilité de l'innovation apportée au programme de l'exposition de 1849, en ce qui concerne l'agriculture. Plus que tout autre, il est à même de bien comprendre l'utilité de cette innovation. En effet, nul département autant que le Nord ne donne au même degré la démonstration des avantages du contact de l'agriculture avec l'industrie manufacturière. Celle-ci a emprunté à notre population agricole son esprit de prudence, et a trouvé, dans le développement de la fertilité du sol, de riches produits destinés à recevoir de nombreuses élaborations; par contre l'on peut dire avec assurance que si notre agriculture nous a placés à la tête des départements agricoles, l'esprit spéculatif, le calcul industriel qui a passé de nos manufactures dans nos fermes, y a puissamment concouru. Non seulement nos cultivateurs ont abordé les cultures qui exigent les plus grandes avances, celles du lin, du houblon, du tabac, où, en une année, le sol reçoit souvent le quart de sa valeur en engrais, mais encore, notre population agricole a acquis une certaine aptitude aux travaux où l'intelligence prend une large part; les combinaisons les plus difficiles du tissage, la conduite des machines à vapeur, les opérations délicates de la défécation et de la cuite dans nos sucreries, etc., sont exécutées par des hommes qui mettent la main à la charrue lorsque le travail des champs les réclame, ce qui par une heureuse coïncidence a lieu, le plus souvent, au moment même où le travail industriel présente le moins d'activité.

Le jury a pensé qu'en appelant l'agriculture aux fêtes de l'industrie, le Gouvernement a compris l'un des plus grands besoins de l'époque. Il ne saurait trop l'en féliciter.

Il est une autre innovation que le jury du Nord a accueillie avec non moins de faveur, c'est celle qui résulte de l'article 2 de l'arrêté du Président de la République, réclamant un rapport spécial des jurys départementaux, relativement aux récompenses à décerner pour services rendus à l'agriculture ou à l'industrie manufacturière, par des chefs d'exploitation, des contre-maîtres, des ouvriers ou journaliers, et qui ne peuvent pas être l'objet d'une exhibition publique.

En étendant ainsi les attributions des jurys départementaux, le Gouvernement a fait ressortir leur véritable utilité. Il a fait comprendre que leur mission ne devait pas se borner à examiner si des produits présentés à l'exposition sont de bonne fabrication et dignes de l'honneur de figurer dans les galeries de l'exposition, il leur a donné le droit, imposé même le devoir d'apprécier, au point de vue le plus général, les mérites des exposants, en étendant ces droits et ces devoirs à l'appréciation de toute espèce de progrès accompli, et en comprenant dans ses appréciations l'ouvrier, le plus humble journalier, aussi bien que le plus opulent manufacturier ; le valet de ferme aussi bien que l'agronome qui dirige les plus vastes exploitations.

C'est une noble pensée que celle de soumettre les hommes au jugement du jury des récompenses, avec cette égalité de position qui leur est faite dans l'application de nos lois.

Le jury n'a pas accueilli avec la même faveur le projet qu'avait le Gouvernement d'admettre à nos expositions publiques les produits de toutes les nations industrielles, dans l'espoir sans doute de trouver, pour nos manufacturiers, un utile enseignement et un stimulant dans la comparaison de leurs produits avec ceux de l'industrie étrangère. Dans cette circonstance, le jury départemental a cru devoir se rendre l'écho de tous les industriels du pays, en réclamant contre un projet dont la réalisation lui a paru dangereuse à divers points de vue, et plus particulièrement dans les circonstances difficiles où s'est trouvée l'industrie en France depuis deux ans. Il en a sollicité l'abandon dès le début de ses travaux. Le jury a pensé qu'il ne pouvait être utile de faire concourir ensemble des produits obtenus dans des conditions si différentes, sous le rapport des législations commerciales, des climats, du prix de la main-d'œuvre et des matières premières. Il a pensé que ce serait faire disparaître, pour le jury central, toute base d'appréciation des difficultés vaincues ; que, si un musée réunissant les merveilles de l'industrie étrangère pouvait avoir, comme enseignement, une utilité réelle, la lutte entre les produits similaires de l'étranger avec nos produits nationaux ne saurait avoir pour résultat que de décourager nos industries moins favorisées que celles des nations voisines; leur faire même supposer que le Gouvernement n'est plus disposé à les seconder dans leurs efforts, pour atteindre dans leur production toute l'économie qu'elle peut comporter. Le jury a été d'autant plus décidé dans sa demande, que le projet du Gouvernement était appuyé par les interprètes des doctrines économiques du libre-échange, qui pouvaient y voir une satisfaction donnée au *laissez faire, laissez passer*, sur lequel ils croient fonder la prospérité française.

Il a appris avec une vive satisfaction que le Gouvernement avait accédé aux vœux exprimés à cet égard par les principaux centres manufacturiers, et il ne craint pas d'affirmer que le nombre des exposants dans le département du Nord s'est favorablement ressenti de cette résolution.

Lors de l'exposition de 1844, l'admission, dans ce département, a été prononcée en faveur de 121 exposants. En 1849, sur 144 inscriptions, il y a eu 9 refus diversement motivés; reste donc 135 admissions ou recommandations prononcées par le jury, et réparties comme suit entre les divers arrondissements : Lille 82, Valenciennes 16, Douai 8, Cambrai 7, Avesnes 6, Dunkerque 1, Hazebrouck 1.

Ce résultat est bien digne de remarque et prouve que le but de l'institution des expositions publiques, est de plus en plus compris et apprécié par les manufacturiers. L'empressement qui a porté cette année nos industriels à aborder le concours qui leur était offert, est d'autant plus remarquable, que diverses circonstances justifieraient surabondamment une diminution notable dans le nombre des exposants. Il suffira, pour s'en convaincre, de comparer les circonstances dans lesquelles l'exposition de 1844 a eu lieu, et celles actuelles.

L'exposition précédente a été annoncée officiellement au public par une ordonnance qui date du 3 septembre 1843, et le jury départemental a été constitué par un arrêté préfectoral en date du 5 décembre. En 1849, l'arrêté du Président de la République qui ordonne l'ouverture d'une exposition pour le 1.er juin, porte la date du 18 janvier seulement, et le jury départemental n'est nommé que le 10 mars, et convoqué pour le 29 du même mois.

Mais ces retards de publication et d'organisation n'eussent produit qu'une influence secondaire si l'industrie avait été dans des conditions normales, si, comme en 1844, elle était entrée dans une voie de développement et de prospérité; mais telle n'était pas notre situation : le pays venait d'échapper à une année de famine qui avait épuisé les ressources de nos industriels et encombré leurs magasins de marchandises invendues ; c'est dans ces conditions malheureuses, et au moment où l'industrie avait le plus besoin de réparer ses forces, que survint la révolution de février, et avec elle une crise financière dont les effets furent la cessation du crédit, et, par suite, la paralysation de tout le mouvement commercial et industriel qui s'étayait sur lui. Les préoccupations de nos industriels étaient donc loin de les préparer à une exposition publique de leurs produits, et l'on peut dire que la résolution du Gouvernement d'ouvrir l'exposition dans des temps aussi peu favorables, était hardie, et exprimait une bien grande confiance dans la puissance de notre organisation industrielle.

Cette confiance, nous sommes heureux de le dire, a été justifiée; et le département du Nord conservera dans le concours ouvert la place éminente que lui ont assignée les expositions précédentes.

Voici d'autre part le résultat des résolutions du jury départemental, concernant l'admission des produits présentés ; il y a joint quelques annotations succinctes concernant le mérite industriel de chaque fabricant. Le jury espère que le laconisme de ses formules élogieuses n'affaiblira en rien, aux yeux du jury central, les recommandations qu'il a cru devoir faire.

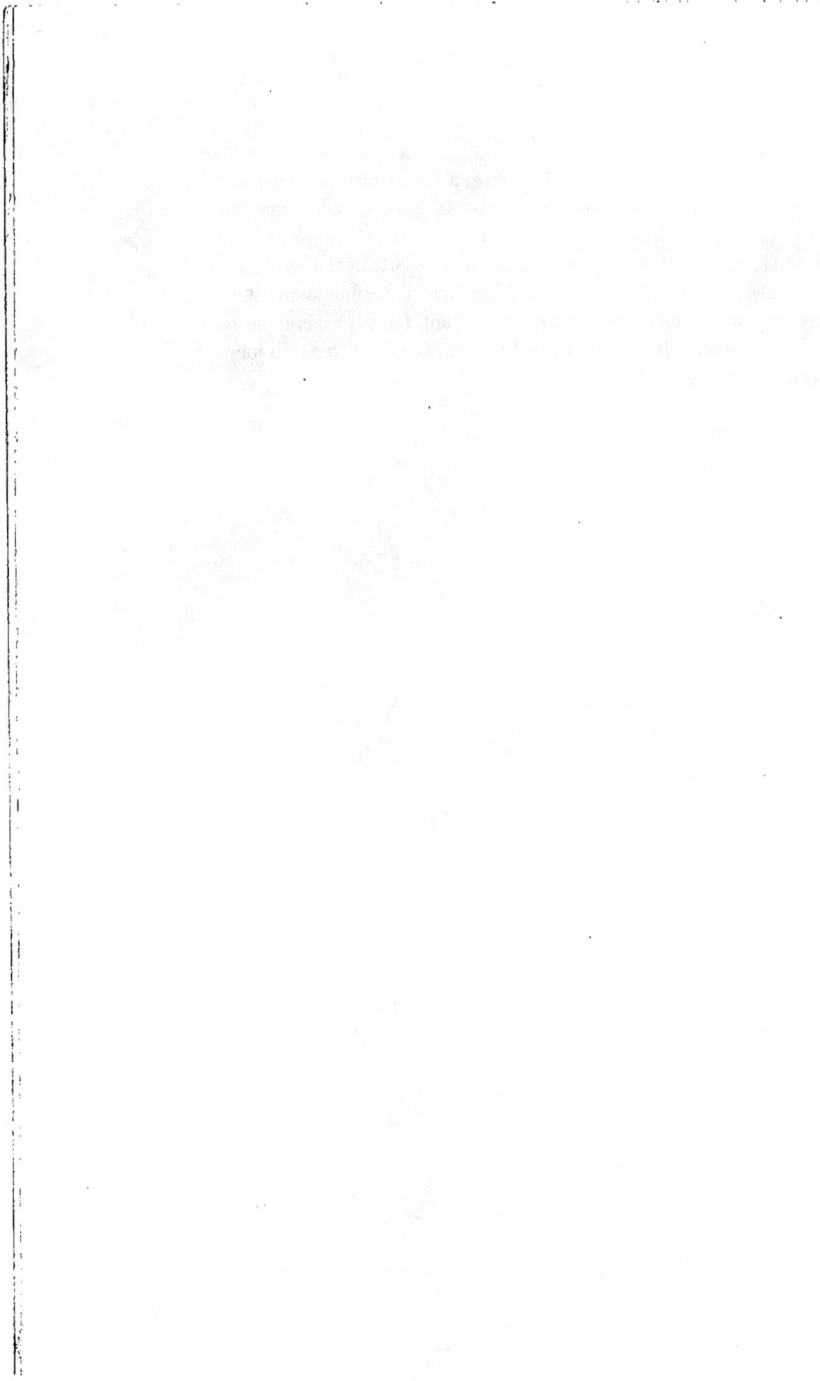

II.

ADMISSIONS PRONONCÉES PAR LE JURY DÉPARTEMENTAL.[*]

I.

AGRICULTURE ET INDUSTRIES ANNEXES.

123. BAULERET, Louis-Constant, fabricant d'amidon et de vermicelle, à CAMBRAI,

Objets admis : Échantillons d'amidon et de vermicelle.

Extrait des déclarations : 10 ouvriers.

Valeur approximative des produits annuels : 68,000 fr.

129. BERNARD frères, raffineurs de sucre à LILLE.

Deux pains de sucre blanc, une caisse de sucre candi.

500 ouvriers.

Pour la première fois paraissent, à l'exposition, les produits de la maison BERNARD frères. Cette maison colossale trouve dans ses cinq associés, tous jeunes et pleins d'intelligence, les éléments d'une immense prospérité. Elle possède deux raffineries à Lille, et des fabriques de sucre de betteraves à Santes et à Haubourdin. Tous ces établissements ne contiennent pas moins de quinze générateurs d'ensemble 500 chevaux de vapeur. MM. BERNARD frères, tout en appliquant dans leurs usines tous les perfectionnements au fur et à mesure de leur réalisation, ont su donner à leurs travaux un développement tel qu'ils retirent annuellement du sucre de 18 millions de kilog. de betteraves, et raffinent 4 millions de kilog. de sucre brut.

C'est là de la grande industrie, et, mieux que cela, de l'industrie bien conduite, profitable au pays comme elle l'est aux industriels.

83. ED. DEFONTAINE et C.ᵉ, fabricants de fécule et de glucose, à MARQUETTE.

Échantillons de fécule et de glucose.

30 ouvriers, 135,000 francs.

Médaille de bronze en 1844.

M. Ed. Défontaine a occupé une position élevée dans la magistrature. Entré dans les rangs des industriels, il y a apporté l'intégrité et la haute intelligence qui ont signalé sa carrière judiciaire. Son établissement est le seul du département du Nord qui se livre à la fabrication des glucoses massées et liquides : ses produits sont estimés. A l'époque de la maladie des pommes de terre, sa féculerie a été d'une grande ressource pour nos cultivateurs, en leur assurant un débouché prompt des tubercules atteints.

77. DUBRUILLE, DERVAUX, LEFEBVRE et DEFITTE, fabricants de sucre, à Wargnies-le-Grand.
    Échantillons de sucre.

Cet établissement, qui travaille par an dix millions de kilog. de betteraves, se livre également au raffinage. Organisé sur une grande échelle, il fournit au commerce de bonnes sortes de sucres raffinés.

78. Al. DUREL et C.ᵉ, distillateurs à S.ᵗ-Saulve.
    Échantillons de potasse et de produits chimiques.
    40 ouvriers, produit 10,000 hectolitres d'alcool.

1. FAUVILLE, Célestin, cultivateur à Nivelle-sur-l'Escaut.
    Un taureau âgé de 4 ans, race de Durrham.

Le jury départemental a admis le taureau du sieur Fauville, dont les déclarations ont été vérifiées par l'un de ses membres. Le sieur Fauville a demandé la faculté d'envoyer directement son taureau à Paris. Le jury a émis sur cette demande un avis favorable.

11. FRANÇOIS-GRÉGOIRE, distillateur à Haubourdin.
    Échantillon d'esprit 3/6.

Se livre avec succès à la distillation des mélasses de betteraves ; ses vinasses sont utilisées par l'agriculteur comme engrais.

33. HOUYET aîné et C.ᵉ, fabricants d'orge perlé, à Marcq-en-Barœul.
    Échantillons d'orge, d'amidon et de semoule.
    20 ouvriers, 125,000 francs.

Cet établissement, organisé sur une grande échelle, est dirigé avec intelligence. Il s'applique particulièrement à la fabrication de l'orge perlé.

34 LEFEBVRE frères, distillateurs à WASQUEHAL.

Échantillons de produits de la mélasse.

11 ouvriers.

Cette distillerie, de fondation récente, paraît destinée à prendre des développements.

79. NUMA GRAR et C.ⁱᵉ, raffineurs de sucre, à VALENCIENNES.

Échantillons de sucre.

100 ouvriers, 3,000,000 francs.

Médaille de bronze en 1844.

L'amélioration de la qualité et la réduction du prix des produits, tels sont les progrès que les expositions publiques ont pour but essentiel de provoquer. A ce double point de vue, MM. Numa GRAR et C.ᵉ peuvent avec confiance se présenter au jugement du jury.

Le temps n'est pas encore bien loin de nous où le sucre raffiné de qualité extrà-fine, appelé sucre royal ou raffinade, était dans le commerce un objet rare, ne sortant guère que d'une seule fabrique et qu'on n'obtenait qu'à la faveur d'un prix exorbitant.

MM. Numa GRAR et C.ᵉ, par l'emploi d'une foule de moyens intelligents et particulièrement par le perfectionnement des claircés, sont parvenus, dans ce genre de fabrication, à une économie telle, qu'ils peuvent livrer annuellement à la consommation, avec une faible différence de prix, jusqu'à deux millions de kil. de sucre raffinade de la plus belle qualité.

Le jury départemental, après avoir entendu et adopté un rapport spécial fait par l'un de ses membres, est heureux de constater que cette maison s'est placée à la tête de la fabrication des sucres extrà-fins. Ses efforts ne peuvent manquer de lui concilier toute la bienveillance du jury central.

42. PRUVOST, AUGUSTIN, constructeur d'instruments aratoires, à WAZEMMES.

Un semoir.

10 ouvriers.

Le jury départemental signale les efforts constants faits par le sieur PRUVOST pour perfectionner les instruments aratoires. Ces efforts ont été souvent couronnés de succès, ainsi que le constatent les nombreuses médailles et primes qui lui ont été décernées par la Société des Sciences, de l'Agriculture et des Arts de Lille. Le semoir qu'il destine à l'exposition a été adopté dans un très-grand nombre de nos fermes (109), où il rend d'excellents services, et il a puissamment contribué à répandre l'usage du semis en lignes dans nos contrées. Pruvost est un modeste industriel qui, sorti du rang des ouvriers, a su se créer une honnête aisance à force de persévérance et d'efforts. Le jury départemental le signale à toute la bienveillance du jury central. Récompenser le sieur Pruvost, c'est donner ouverture à quelque nouveau progrès.

14. SERRET-HAMOIR, DUQUESNE et C.ⁱᵉ, fabricants de sucre, distillateurs, etc., à Valenciennes.
Échantillons de sucre, d'alcool et de produits chimiques.

MM. Serret, Hamoir, Duquesne et C.ᵉ présentent à l'exposition une série de produits, tous extraits de la betterave, et dignes de fixer l'attention du jury central. Le jury départemental reconnaît que leur établissement, dirigé dans un esprit d'investigation et de perfectionnement, a fait faire à l'industrie du pays un réel progrès, en plaçant sur un terrain vraiment manufacturier la distillation de la mélasse de betteraves, et en améliorant d'une manière remarquable la qualité des potasses indigènes par l'élimination de la soude. MM. Serret, Hamoir, Duquesne et C.ᵉ ont en outre introduit en France la méthode de fabrication du sucre par la betterave desséchée.

Le jury départemental, en constatant ces faits, appelle sur leurs auteurs la bienveillance du jury central.

69. VANSTEENKISTE dit DORUS, Jean-Baptiste, fabricant d'amidon, à Valenciennes.
Échantillons d'amidon.
9 ouvriers, 105,000 francs.

Produits recherchés pour l'apprêt des étoffes fines, à cause de leur qualité supérieure.

II.

MINES, MÉTALLURGIE, ARTS CHIMIQUES, etc.

125. CHAPPUY, Louis-François, maître de verreries, à Frais-Marais, près Douai.

Sept bouteilles dites dames-jeanne de diverses, contenances.

60 ouvriers, 175,000 francs.

Cette verrerie, de fondation récente (1842), s'applique, comme celle de Douai, à la fabrication des bouteilles et à celle des dames-jeanne pour l'exportation; ses produits sont de bonne réussite.

47. CHARTIER, Prosper, maître de verreries, à Douai.

15 bouteilles dites dames-jeanne clissées en osier.

185 ouvriers, 212,500 francs.

Cette verrerie, l'une des plus anciennes du département, se livre spécialement et avec succès à la fabrication des bouteilles et dames-jeanne.

107. DANDOY-MAILLARD, LUCQ et C.e, fabricants de quincaillerie, à Maubeuge.

Échantillons d'armes, objets de quincaillerie, etc.

Il est impossible de se faire une idée de la variété d'articles divers qui sortent de cet important établissement, sans rival en France, pour tous les objets de quincaillerie fine et grosse, et qui s'est montré à la hauteur des premières fabriques pour la confection des objets concernant la filature du lin, de la laine, du coton et de la soie.

MM. Dandoy-Maillard, Lucq et C.e ont fait revivre l'ancienne réputation de Maubeuge dans la fabrication des armes de guerre; ils exécutent en ce moment d'importantes commandes de fusils pour la France et pour l'étranger.

Ce que le jury départemental désire signaler surtout à l'attention du jury central, c'est que cette maison, par l'économie et la perfection apportées dans ses travaux, est parvenue à livrer annuellement à l'exportation, particulièrement pour la Belgique, l'Italie, l'Espagne et les deux Amériques, un quart au moins de ses produits.

Placé au centre des plus grands établissements métallurgiques du Nord et d'une population ouvrière exercée de longue date à l'emploi du fer dans l'ancienne manufacture d'armes de Maubeuge, l'établissement de MM. DANDOY-MAILLARD, LUCQ ET C.ᵉ est dans d'excellentes conditions industrielles ; le jury départemental accomplit un devoir, en signalant d'une manière toute particulière les progrès qu'il a réalisés.

67. DESPRETZ, ANTOINE, fabricant d'aciers et de limes , à ANOR.
>   Échantillons d'aciers et de limes.
>   80 ouvriers.
>   Mention honorable en 1844.

Ce fabricant a réalisé de nombreux progrès dans le travail des aciers et la fabrication des limes. Il a introduit, en 1843, dans le département du Nord, le seul produit métallurgique qui y manquât.

75. DUMONT-DESMOUTIERS, LOUIS-FRANÇOIS-JOSEPH, marchand tanneur et corroyeur, à DOUAI.
>   Un carré de cuir fort.
>   16 ouvriers.

Le jury départemental, en admettant les produits de M. DUMONT-DESMOUTIERS, croit devoir y joindre une recommandation à la bienveillance du jury central , recommandation motivée par l'intelligence que cet industriel apporte à son travail.

49. ÉVRARD, AUGUSTIN, professeur de chimie à VALENCIENNES.
>   Échantillons de suifs et de corps gras.

L'exposant a manifesté l'intention d'expédier directement ses produits à Paris, n'ayant pu les faire parvenir en temps utile au jury départemental.

Les produits de M. EVRARD sont , d'après sa déclaration , employés aux préparations pharmaceutiques; quoique n'ayant pas été l'objet d'une fabrication sur une grande échelle, ils ont paru cependant au jury départemental présenter un caractère industriel suffisant pour que leur admission pût être proposée par lui au jury central , sans contrevenir à l'esprit des prescriptions ministérielles.

Le jury départemental se plaît à ajouter que M. EVRARD est un chimiste habile, s'adonnant particulièrement aux applications de la science.

27. FAURE, LOUIS, fabricant de céruse. à WAZEMMES.
>   Échantillon de céruse.
>   55 ouvriers en 1847, 32 ouvriers en 1848 : 600,000 francs.
>   Médaille de bronze en 1827.

Une des premières et des plus grandes fabriques de céruse de l'arrondissement de Lille, mentionnée honorablement à toutes nos dernières expositions. Fabrication intelligente; produits estimés.

68. HAMOIR, SERRET et C.ᵉ, maîtres de forges, à MAUBEUGE.
Portique en fonte, plate-forme tournante.

Cet établissement, qui occupe annuellement, dans les temps ordinaires , près d'un millier de bras et dont les produits s'élèvent à une valeur de près de trois millions, marche de pair avec les plus grands établissements métallurgiques du pays, quoique son existence ne date que de huit années. Son développement a été simultané avec le perfectionnement de ses travaux, grâce à l'habile direction qui lui est imprimée. Il destine à l'exposition un magnifique portique en fonte de 10 mètres d'ouverture sur 8 mètres d'élévation, et une immense plate-forme tournante de 5 mètres de diamètre. Le jury départemental, après avoir fait visiter les objets en question , en a autorisé l'envoi direct à Paris aux frais des exposants, leur poids ne s'élevant pas à moins de 24,000 kil.

Le jury départemental a pensé que les produits de MM. HAMOIR, SERRET ET C.ᵉ donneront au jury central la mesure du degré de perfection auquel les usines métallurgiques du Nord sont parvenues.

113. KUHLMANN frères, fabricants de produits chimiques, de noir animal et d'engrais, à Loos.
10 flacons contenant des produits chimiques.
180 à 200 ouvriers, 1,200,000 francs.
Médaille d'argent en 1839. — Médaille d'or en 1844. — Mention honorable pour la fabrication des engrais.

114. KUHLMANN frères, fabricants de produits chimiques, à LA MADELEINE-LEZ-LILLE.
4 flacons contenant des produits chimiques.
50 ouvriers, 500,000 francs.

1. LEGAVRIAN et FARINAUX, constructeurs-mécaniciens, à LILLE.
Une machine à vapeur et une pièce de moulage en fonte.
100 ouvriers, 375,000 francs.

Le jury recommande à la bienveillance du Gouvernement la demande de

MM. Legavrian et Farinaux , tendant à obtenir un délai pour l'envoi d'une machine à vapeur de 40 chevaux , d'un système nouveau.

M. Legavrian a fait, dans toute sa carrière industrielle , des efforts louables pour perfectionner les machines à vapeur. Il vient d'être l'objet d'une distinction de la part de la société d'encouragement, pour un perfectionnement dont il importe de répandre la connaissance.

38. Th. LEFEBVRE et C.ᵉ, fabricants de céruse, à Moulin-Lille.
    Echantillons de céruse.
    125 ouvriers, 1,200,000 francs.
    Médailles d'argent en 1827 , 1834 et 1839. — Médaille d'or en 1844.

Les recommandations du jury départemental ont préludé aux distinctions dont cette maison a été successivement l'objet aux expositions précédentes. La décoration de la Légion-d'Honneur a été accordée à son chef pour témoigner des efforts qu'il a faits dans l'intérêt de la santé des ouvriers et des améliorations que , dans cet intérêt, il a apportées à ses travaux. Le jury a été à même de reconnaître que ces honorables manufacturiers n'ont reculé devant aucun sacrifice pour justifier la distinction élevée dont ils ont été l'objet. De grands changements, apportés dans leurs constructions et leur mode de pulvérisation, ont réalisé des conditions hygiéniques qu'il serait à désirer de voir généraliser dans ces sortes d'usines.

39. LEPAN, Th., fabricant de plombs laminés, à Lille.
    Deux rouleaux de plomb laminé et trois tuyaux étirés.
    7 ouvriers, 90,000 francs.

L'établissement de M. Lepan, tout récemment organisé pour fabriquer les plombs laminés d'une grande largeur, trouve dans l'économie de son travail, le moyen de lutter avantageusement avec les grandes usines de Paris.

30. Veuve LEROY-SOYEZ, propriétaire de verreries, à Masnières.
    30 bouteilles de diverses formes.
    100 ouvriers.
    Médaille de bronze en 1844.

Cette verrerie se recommande par une fabrication soignée.

109. LEWILLE et C.°, fabricants de clous et chevilles, à VALENCIENNES.
Échantillons de clous, chevilles, etc.
70 ouvriers.

M. LEWILLE, dont les produits paraissent pour la première fois à l'exposition, est un manufacturier d'une grande intelligence, qui livre annuellement au commerce 250 à 280,000 kilog. de fer façonné à froid par des procédés mécaniques, et transformé en clous, bequets, chevilles, etc., d'une fabrication irréprochable. Une partie de son travail a été consacrée depuis un an à la production de clous imitant ceux fabriqués à chaud, et dont la vente a lieu avec une réduction de 8 à 10 pour cent dans le prix.

22. MALLIAR et SCULFORT, fabricants de quincaillerie, à MAUBEUGE.
Étaux en fer et clefs cylindriques.
45 ouvriers, 150,000 francs.

MM. MALLIAR et SCULFORT ont réalisé, dans la fabrication des objets de quincaillerie, notamment des clefs simples universelles et des étaux, un perfectionnement qui doit leur valoir un encouragement.

57. MÉHU, JEAN-MARIE-FRANÇOIS, ingénieur des mines, à ANZIN.
Un appareil de mine et six petits chariots.

M. MÉHU, directeur des travaux de jour de la compagnie d'Anzin, a imaginé une nouvelle machine d'extraction basée sur le principe des tiges oscillantes animées d'un mouvement alternatif de va-et-vient, dont on a fait une application si heureuse pour opérer l'ascension et la descente des ouvriers dans les puits profonds. Cette machine a réalisé un véritable perfectionnement dans l'art des mines, en ce qu'elle permet de faire parvenir un wagon de houille à l'orifice de la fosse, à chaque oscillation des tiges, et, par suite, d'augmenter considérablement la quantité de l'extraction journalière.

Le jury départemental recommande à toute l'attention du jury central le progrès qu'il ne peut signaler ici que sommairement.

112. MULLIER, LAURENT-JEAN-BAPTISTE, fabricant de colle, à ESQUERMES.
Sept feuilles de colle de différentes dimensions.
5 ouvriers, 42,000 francs.

74. PATOUX, DRION et C.ᵉ, maîtres de verreries. etc., à Aniches.
   Échantillons de verre à vitres, glaces, etc.
   430 ouvriers, 1,000,000 francs.

MM. Patoux, Drion et C.ᵉ ont créé à Aniches un des plus beaux et des plus grands établissements industriels du nord de la France. La verrerie d'Aniches, limitée jusqu'en 1822 à la fabrication des bouteilles, se livra bientôt à celle du verre à vitre, fabrication que l'intelligente activité de M. Adolphe Patoux développa, au point d'y établir huit fours de grandes dimensions.

Grâce à cet habile industriel, d'importantes améliorations furent introduites dans le travail, et surtout dans la qualité des produits. En faveur sur les marchés français, ces produits devinrent bientôt l'objet d'exportations considérables aux États-Unis, au Mexique, à la Havane, à Valparaiso, à Batavia, etc.

M. Patoux est parvenu, en formant lui-même des souffleurs, à s'affranchir de la dépendance dans laquelle les maîtres de verreries se trouvaient placés à l'égard de leurs ouvriers; par ce fait il a rendu un grand service à toute la verrerie du Nord.

MM. Patoux, Drion et C.ᵉ ont joint, en 1847, une fabrique de produits chimiques à leur usine, et ils viennent d'y construire d'immenses ateliers où l'on est occupé à installer le matériel nécessaire pour la fabrication des glaces d'Allemagne et des glaces coulées.

Le jury départemental signale d'une manière toute particulière à la bienveillance du jury central les efforts de MM. Patoux, Drion et C.ᵉ

25. PERRE et C.ᵉ, fabricants de quincaillerie, à Raillencourt.
   Étaux, clefs, etc.
   100 ouvriers.

Ces industriels occupent une bonne place dans le commerce de la grosse quincaillerie, surtout pour la fabrication des étaux. Leurs produits exposés sont de fabrication courante.

76. PITAT et ÉVRARD, fabricants de vernis, à Valenciennes.
   Échantillons de vernis.
   3 ouvriers.
   Mention honorable en 1839 et en 1844.

Livrent des produits irréprochables à des prix modérés.

3. POELMANN frères, à Moulin-Lille.

Échantillons de céruse en écaille et en pains.

30 ouvriers, 414,000 francs.

Ces industriels ont fait d'honorables efforts pour rendre moins insalubre le travail de leurs ateliers. Leurs produits sont estimés.

10. PROVIDENCE (SOCIÉTÉ DE LA), à Hautmont.

4 barres de fer, une tôle et divers échantillons de fer travaillé.

924 ouvriers, 225,000,000 kil. fer et fonte.

L'usine de La Providence, montée pour produire annuellement 18,000 tonnes de fer (rail, tôles, fer marchands), ne le cède à aucune autre pour la qualité et la beauté de ses produits. Elle s'est appliquée à fabriquer des fers spéciaux destinés à remplacer le bois dans la construction.

La feuille de tôle destinée à l'exposition donne une idée de la puissance de l'outillage installé dans cet établissement métallurgique, dont le canton de Maubeuge s'est récemment enrichi.

17. PRUVOST, COUDROY et C.e, ingénieurs-mécaniciens, à Dorignies. près Douai.

Une machine à vapeur.

280 ouvriers en 1847 et 100 en 1848.

Le jury départemental se fait un devoir de déclarer que ces industriels, longtemps attachés aux ateliers de M. Hallette, d'Arras, se sont élevés, par leur intelligence et leur travail, au rang de nos constructeurs distingués. Ils ont fondé auprès de Douai un vaste établissement qui paraît présenter de grands éléments de succès et qui est d'une utilité réelle pour l'industrie locale.

MM. Pruvost, Coudroy et C.e n'ayant pu terminer dans les délais prescrits par les décisions ministérielles, la machine à vapeur qu'ils destinent à l'exposition, ont sollicité le jury local d'être autorisés à en faire l'envoi direct à Paris, et cela dans le délai le plus éloigné possible. Comme il n'entre pas dans les attributions du jury départemental d'accorder des prolongations de délai, le jury a dû se borner à engager ces industriels à adresser leur demande à M. le Ministre de l'Agriculture et du Commerce, mais il se fait un devoir d'appuyer cette demande et d'exprimer le regret qu'il éprouverait de voir ces industriels écartés du concours.

128. ROUSSEL DE LIVRY fils, fabricant de savons. à Tourcoing.
    Échantillons de savons.
    9 ouvriers, 300,000 francs.

M. Roussel de Livry est un fabricant intelligent. Ses produits sont avantageusement connus.

50. SERBAT, Louis, fabricant de produits chimiques, à St.-Saulve.
    Mastics divers et produits chimiques.
    12 ouvriers.

M. Serbat est un fabricant d'un esprit inventif, toujours préoccupé des applications de la chimie. L'industrie lui doit diverses observations intéressantes. Il a réussi à utiliser les résidus sans valeur de divers genres de fabrication, et récemment il s'est appliqué avec succès à la production des graisses et mastics pour machines, etc.

51. SERRET-LELIÈVRE et C.ᵉ, maîtres de forges, à Denain et à Anzin.
    Échantillons de fers, tôles, etc.
    1,100 ouvriers, 8,128,000 francs.
    Médaille d'or en 1844.

Le jury départemental de 1844 a fait ressortir dans son rapport les développements rapides qu'ont pris les usines de MM. Serret-Lelièvre et C.ᵉ, sous la direction de M. Adcock, et une médaille d'or a récompensé les efforts de ces manufacturiers.

Denain est sans contredit aujourd'hui l'établissement métallurgique le plus important et le plus complet du nord de la France ; il justifie pleinement la faveur dont jouissent ses produits. En mesure de pourvoir à tous les besoins, les usines de MM. Serret-Lelièvre et C.ᵉ ont puissamment concouru à la rapide construction des voies de fer. La France peut présenter avec confiance aux étrangers de telles créations industrielles.

52. SIROT père, Pierre-Antoine, fabricant de clous et de chevilles, à Thitu-St.-Léger.
    Échantillons de chevilles, clous, etc.
    150 ouvriers, 400,000 francs.
    Médaille de bronze en 1827. — Médaille de bronze en 1844.

Fonder une grande industrie sur la seule fabrication des chevilles pour la cordonnerie, tel a été le progrès accompli par M. Sirot.

Dans son usine, 2,000 kil. d'acier, 10,000 kil. de cuivre rouge, et 4 à 500,000 kil. de fer en verges, sont annuellement mis en œuvre, et donnent environ les deux tiers de leur poids de chevilles.

M. Sirot est un manufacturier actif et intelligent, qui a doté l'arrondissement de Valenciennes d'une industrie éminemment utile.

55. VANKALCK et C.ᵉ, fabricants de quincaillerie, à MARLY.
    Modèles de chevilles, rivets et boulons.

Fabrication digne d'encouragements. Elle est venue en aide à la construction des chemins de fer.

ARTS MÉCANIQUES. — FILS ET TISSUS.

21. BLONDEAU-BILLET, filateur de bourre de soie, à LILLE.
    Echantillons de bourre de soie.
    330 ouvriers, 24 métiers, 400,000 francs.

Des huit filatures de bourre de soie qui existent en France, celle de M. BLON-DEAU-BILLET est la seule qui soit parvenue, malgré les difficultés à vaincre, à filer les *chappes* suisses. Cette industrie, nouvelle en France, est digne des plus grands encouragements.

24. BLOT, Em., filateur de coton, à DOUAI.
    Echantillons de cotons filés.
    450 ouvriers, 17,000 broches.
    Médaille d'argent en 1834.

L'établissement de M. Em. BLOT est d'une grande ressource pour la population ouvrière de l'arrondissement de Douai, qui ne possède pas d'autre filature de coton.

Cet établissement, recommandé par le jury départemental lors de l'exposition de 1834, mérite encore de l'être dans les circonstances actuelles. Ses produits sont de bonne fabrication.

4.

124. BRICOURT et DELANNOY, fabricants de tissus et filateurs, au Cateau.

    Tissus divers et échantillons de fils en laine.

Il s'agit ici d'un de nos grands établissements industriels faisant mouvoir 70 à 75 métiers à filer le coton , et 15 à 20 à filer la laine, 120 métiers mécaniques pour le tissage, et livrant annuellement au commerce pour plus de trois millions de fils et d'étoffes.

Ces manufacturiers qui, en temps ordinaire, occupent près de 2,000 ouvriers, dont un quart dans leurs ateliers, se présentent pour la première fois à l'exposition, et leur début a lieu sous les meilleurs auspices.

46 BUTRUILLE, Nicolas-Marie-Joseph, fabricant de tissus et filateur, à Douai.

    Quatre pièces de toile et échantillons de fils de lin.

    130 ouvriers, 350,000 francs.

Cet industriel, qui a obtenu diverses distinctions à des expositions départementales, présente des fils et des toiles d'une très-bonne qualité. Ses produits jouissent d'une juste réputation dans le commerce.

63. CASSE, Jean, fabricant de tissus et linge de table, à Lille.

    Échantillons de linge de table.

    230 ouvriers, 450,000 francs.

    Médaille d'argent en 1834.

M. Casse expose du linge de table damassé, remarquable par la régularité du tissu, le brillant et la pureté du dessin.

37. CHARVET, Henri, fabricant de tissus pour vêtements, à Lille.

    Tissus pour vêtements.

    500 ouvriers, 800,000 francs.

    Médaille d'argent en 1839. — Rappel de la médaille d'argent en 1844.

Depuis quelques années, ce fabricant intelligent s'occupe, indépendamment de la fabrication d'étoffes pour pantalons, de celle d'étoffes pour robes dites toiles du Nord, genre dans lequel il a obtenu de grands succès.

9. CLARO, Auguste, fabricant de tissus, à Lille.

    Tissus divers en laine.

    175 ouvriers, 175 métiers, 330,000 francs.

    Médaille d'argent en 1844.

Fabrication des plus remarquables sous le rapport du toucher, du goût et du fini des tissus.

16. COURMONT, filateur de cotons, à WAZEMMES.

    Échantillons de cotons filés.

    105 ouvriers. 5,000 broches, 165,000 francs.

    Mention honorable en 1834 ; médaille de bronze en 1839 , médaille d'argent en 1844.

La filature de M. COURMONT, déjà distinguée aux précédentes expositions, se livre avec succès à la fabrication difficile des chaînes simples. Les produits qu'il expose sont bien de sa fabrication courante et à ce titre surtout dignes de l'attention du jury central.

119. Veuve CORDONNIER, fabricante de tissus, à ROUBAIX.

    Draperies pour nouveautés.

    175 ouvriers, 500,000 francs.

    Mention honorable en 1839. — Médaille de bronze en 1844.

Depuis quelques années cette dame s'est livrée, avec un mérite incontesté, à la fabrication des tissus pour pantalons en laine cardée, foulés et drapés. Plus récemment elle a appliqué les mêmes matières à la fabrication des étoffes pour robes d'hiver, et cela avec un succès tellement complet qu'il y a lieu de penser que, dans ses innovations, se trouvent les éléments de toute une industrie nouvelle dont Mme. Ve. CORDONNIER aura eu le mérite de doter le pays.

Le jury départemental regrette qu'aux produits présentés à l'exposition, cette dame n'ait pas joint les articles de sa nouveauté d'hiver pour robes, articles qui qui lui ont valu une si grande vogue.

Le jury départemental recommande les efforts de Mme. Ve. CORDONNIER à la bienveillance du jury central.

31. Ed. COX et C.ᵉ, filateurs de cotons. à FIVES.

    Échantillons de cotons de diverses espèces et numéros.

    300 ouvriers. 14,000 broches, 400.000 francs.

    Médaille d'or en 1839. — Rappel de la médaille d'or en 1844.

Objet des distinctions les plus honorables aux expositions dernières, cette maison n'a cessé de faire des progrès dans la fabrication des fils fins simples, destinés à l'industrie du Tarare et à celle des chaînes fortes employées à Saint-Quentin. Elle se livre aussi avec un grand succès à la fabrication des fils retors pour tulle, fantaisie, nouveautés, réseaux de Bruxelles, etc.

Toujours au premier rang pour la filature des cotons fins, elle vend ses produits sur les marchés de Tarare et de Saint-Quentin au cours des bons cotons anglais.

139. DATHIS, Léon, fabricant de tissus, à Roubaix.

    40 coupes tissus nouveautés.

    100 ouvriers, 215,000 francs.

    Mention honorable en 1839.

M. Léon Dathis, depuis de nombreuses années, travaille avec une louable persévérance à donner une grande perfection à ses tissus chaîne coton trame laine, dits *orléans*, qui finiront par prendre une bonne place dans la consommation.

Les efforts de M. Dathis méritent d'être signalés.

18. DAUTREMER et C.ᵉ, filateurs, à Lille.

    Echantillons de fils de lin et d'étoupes.

    180 ouvriers, 3,800 broches, 680,000 francs.

MM. Dautremer et C.ᵉ ont un établissement dont les conditions industrielles sont des plus favorables. Ils filent avec succès des N.ᵒˢ 230 en lin gris et jaune.

32. DEBUCHY, D., fabricant de tissus, à Tourcoing.

    Tissus divers en coton, en pur fil de lin et en fil et coton.

    270 ouvriers.

    Médaille de bronze en 1827. — Rappels de la médaille de bronze en 1834 et 1839. — Médaille d'argent en 1844.

Cette fabrique, créée en 1822, a été justement distinguée aux expositions précédentes. Elle travaille avec conscience, et a toujours livré au commerce d'excellents produits, à des prix modérés.

2. DEBUCHY, François, fabricant de tissus, à Lille.

    100 coupes étoffes pour pantalons et gilets.

    Médaille de bronze en 1834. — Médaille d'or en 1839. — Rappel en 1844.

M. F. Debuchy justifie par ses produits, aussi irréprochables qu'ils sont variés, la décoration de la Légion-d'Honneur que lui a valu l'exposition de 1844.

82. DEFFRENNES-DUPLOUY, fabricant de tissus, à Lannoy.

Six courtes-pointes de diverses grandeurs.

Mention honorable en 1844.

Le jury départemental avait prononcé l'admission provisoire des courtes-pointes de M. Deffrennes-Duplouy, à la condition que ces tissus auraient été livrés en temps utile. Reste au jury central à apprécier si le retard qu'a éprouvé cet industriel pour le blanchiment de ces tissus doit l'exclure du nombre des exposants. Cela serait regrettable.

103. DEFRENNE, Paul, fabricant de tissus, à Roubaix.

Tissus de laine divers.

350 ouvriers, 800,000 francs.

Médaille d'argent en 1844.

M. Paul Defrenne, fabricant de tissus, se présente au concours avec le double mérite de bon filateur et d'excellent fabricant d'étoffes. Il abordait l'exposition pour la première fois en 1844, et une médaille d'argent est venue attester la supériorité de ses produits. Le jury départemental aime à constater que M. Paul Defrenne est resté dans le progrès.

106. DELATTRE, Henri et fils, filateurs et fabricants de tissus, à Roubaix.

Tissus divers, échantillons de fils.

Médaille d'or en 1839. — Rappel de la médaille d'or en 1844.

M. Henri Delattre est une des notabilités industrielles qui font honneur à la fabrique de Roubaix.

Son début aux expositions fut marqué par l'obtention d'une médaille d'or. Cette médaille fut l'objet d'un rappel en 1844. Filateur et fabricant, M. Henri Delattre donne du travail à sept cents ouvriers, tant dans ses ateliers qu'au dehors, et sa production annuelle s'élève à une valeur d'environ 1,800,000 fr. Cette maison, dont la valeur industrielle a été si bien appréciée aux précédentes expositions, peut aborder celle de 1849 avec la conscience de n'avoir jamais fait défaut lorsqu'un progrès était à réaliser.

91. DELEMAZURE-DETHON, fabricant de tissus, à Roubaix.

Tissus pour pantalons.

65 ouvriers, 120,000 francs.

N'a pas encore exposé. Il présente des tissus en coton pour pantalons, bons d'exécution, bien variés en dessins et à bas prix. On remarquera parmi ses produits exposés un article sur chaîne coton tramé laine qui lui est spécial et obtient du succès.

98. DELFOSSE frères, fabricants de tissus, à Roubaix.
  Tissus divers.
  900 ouvriers, 800,000 francs.
  Médaille d'argent en 1844.

Très-bons fabricants, ont les premiers livré au commerce le tissu satin de laine qui, depuis, a pris un si grand développement et a valu tant de succès à l'industrie de Roubaix.

95. DELESPAUL, Alex. et C.ᵉ. fabricants de tissus, à Roubaix.
  Tissus divers.
  120 ouvriers, — 360,000 francs.

Fabricants de premier mérite sous le rapport de la bonne conception et de la belle exécution, c'est ce que démontrent les produits qu'ils exposent, tous de fabrication courante et à prix modérés.

44. DELESALLE-DESMEDT, filateur de coton et de lin, à Lille.
  Échantillon de coton filé *mouillé*.
  375 ouvriers, 2,625,000 francs.

Cette maison présente à l'exposition du fil travaillé mouillé et comprimé par un procédé nouveau, sur la valeur industrielle duquel l'expérience n'a pas encore prononcé. Le fil présenté est fort, brillant et très-résistant à la tension.

La filature de M. Delesalle-Desmedt jouit d'une bonne et ancienne réputation industrielle.

61. DEMÉESTÈRE-DELANNOY, fabricant de tissus, à Halluin.
  6 pièces toile de lin et toile à matelas.
  360 ouvriers, 320,000 francs.
  Mention honorable en 1844.

Les toiles présentées par ce fabricant, celles écrues surtout, sont remarquables pour la régularité et la force.

116. DERVAUX, Alexandre, fabricant de tissus, à Roubaix.
  Tissus divers.
  Médailles d'argent en 1839 et 1844.

M. Alexandre Dervaux, qui a déjà obtenu deux médailles d'argent aux expositions, est le fabricant de Roubaix dont la production paraît s'élever au plus haut chiffre; elle n'est pas de moins de 30 à 36,000 pièces de tissus de 50 à 55 mètres, en temps ordinaire. Tous ces produits sont généralement estimés et trouvent un placement assez facile pour que, dans le courant de l'année 1848, il n'ait pas dû sensiblement ralentir sa fabrication. Il fait travailler sur un grand nombre de points du département et occupe jusqu'à onze cents ouvriers, dont cinq cents dans ses ateliers.

8. DEQUOY, J. et C.ᵉ, filateurs, à Moulin-Lille.

Divers échantillons de fils de lin et d'étoupes.

150 ouvriers, — 2,000 broches, — 450,000 francs.

Cet établissement s'occupe avec succès de la fabrication du fil à cordonnier, elle est en voie de donner de l'extension à cet article, pour lequel la France est encore tributaire de l'Angleterre pour les deux tiers de sa consommation. Ses efforts méritent d'être encouragés.

71. DESCAT, Th., teinturier-apprêteur, à Roubaix.

Tissus divers, présentés comme types de teinture et d'apprêts.

850 ouvriers, 2,000,000 francs.

Médaille de bronze en 1834. — Médaille d'argent en 1844.

M. Théodore Descat, gérant de la maison Descat-Crouzet, l'un des grands industriels du pays, a été, de la part du jury départemental de 1844, l'objet d'une recommandation spéciale auprès du jury central et du Gouvernement.

Les établissements de teinture et d'apprêtage de cet honorable manufacturier, disait le jury en 1844, sont l'une des causes du développement pris par la fabrique de Roubaix. M. Descat n'a pas reculé devant d'importantes dépenses pour satisfaire aux besoins de l'industrie de cette ville, industrie extrêmement variée dans ses produits.

Le jury central lui a décerné, à la dernière exposition, une médaille d'argent.

Le jury départemental de 1849 a désiré que les magnifiques établissements de teinture et d'apprêtage où l'industrie de Roubaix a trouvé de si puissants éléments de succès et de développement, fussent de nouveau mis en relief dans son rapport.

10,500,000 mètres d'étoffes, 200,000 mètres de laine filée, 900,000 kilog. de coton et de fil de lin, 120,000 kilog. de matières brutes pour la filature, alimentent annuellement les travaux de ces usines.

M. Th. Descat n'est resté en retard d'aucun perfectionnement dans l'art de la teinture et de l'apprêtage. Le jury départemental a admiré, parmi les tissus teints et apprêtés dans ses établissements, des *valencias* d'une fraîcheur et d'un éclat remarquables.

138. DUFOREST-WATTRELOT, Fidèle, fabricant de tissus, à Roubaix.
> Quinze coupes de tissus de fil.
> 58 ouvriers. 190,000 francs.

M. Duforest-Wattrelot présente des tissus pour pantalon en pur fil, bons en qualité, et à des prix modérés. Le jury s'est empressé d'en prononcer l'admission.

86. DUHAMEL frères, fabricants de tissus, à Merville.
> Échantillons de linge de table.
> 50 ouvriers, 900,000 francs.
> Médaille de bronze en 1844.

MM. Duhamel frères accusent une fabrication annuelle de 60 à 80,000 mètres de toile d'une valeur de 300,000 fr. à 1 million, chiffre qu'il a été difficile au jury de contrôler.

Le maire de Merville constate qu'en 1848 la continuation du travail dans leur tissage a rendu de grands services à la population ouvrière du canton. Il est à regretter que le temps ait manqué à ces industriels pour faire parvenir au jury départemental les tissus indiqués au dos de leur déclaration, et qu'ils aient dû se borner à des envois d'échantillons.

101· DUTILLEUL-LORTHIOIS, Pierre-Antoine, fabricant de tissus, à Roubaix.
> Tissus divers.
> 420 ouvriers. 380 métiers. 1,100,000 francs.
> Mention honorable en 1844.

De l'avis de tous ses concitoyens, M. Dutilleul-Lorthiois est l'un de nos fabricants les plus méritants. Ses articles occupent dans le commerce une très-belle place, et fixeront l'attention du jury central, sans que le jury départemental ait besoin d'insister sur ses recommandations.

M. Dutilleul a fait remarquer que ses produits sont tissés avec les filés de M. Lejeune-Mathon, de Roubaix, qui l'a toujours admirablement secondé dans ses efforts pour arriver à la plus belle fabrication.

132. DUVIVIER-DELATTRE, fabricant de tissus, à TOURCOING.

> Neuf coupes, tissus molletons laine, coton et fil.
>
> 150 ouvriers.

Ce fabricant, mentionné honorablement en 1844, se livre à la filature de la laine et au tissage de molletons de coton et laine, fil et laine, qui se font remarquer par leur bonne qualité.

118. FLORIN, CARLOS, filateur de laine, à ROUBAIX.

> Échantillons de laine filée.
>
> 112 ouvriers, — 680,000 fr.
>
> Médailles d'argent en 1839 et 1844.

M. Carlos FLORIN, dont l'aptitude, comme filateur de laine, a été l'objet de distinctions bien justifiées aux précédentes expositions, livre à la fabrique de tissus de Roubaix d'excellents filés chaîne et trame mérinos et laine anglaise.

87. FLORIN , JOSEPH, fabricant de tissus, à ROUBAIX.

> Diverses coupes de tissus.
>
> 80 ouvriers, 200,000 francs.
>
> Mention honorable en 1844.

A toujours produit des articles de bonne fabrication, fait avec succès les tissus de coton, et laine et coton pour pantalons.

29. GODARD, AUGUSTE, et BONTEMPS, fabricants de tissus, à CAMBRAI.

> Batistes écrues, blanches ou imprimées, etc.
>
> 390 ouvriers, 390 métiers, 600,000 francs.
>
> Médailles de bronze en 1839 et 1844.

La maison GODARD et BONTEMPS a son siége à Paris. Elle a ajouté depuis quelques années à son commerce la fabrication des batistes en qualité commune, Un comptoir à Cambrai fait fabriquer au domicile des ouvriers, mais se livre surtout à l'achat des batistes.

48. GOUBE-PIÉRACHE, LOUIS-FRANÇOIS, marchand tanneur, à DOUAI

> Deux plaques et deux rubans pour cardes à laine et à coton.
>
> 18 ouvriers, 250,000 francs.

5

4. GOUDEZEUNE, Jean-Baptiste, à Armentières.

Un élargissoir de toiles et une tampe à pincer et à tisser.

12 ouvriers, 21,000 francs.

140. GRENIER, Adrien, fabricant de tissus, à Armentières.

Huit pièces de toile.

1,050 ouvriers, — 1,230,000 francs.

M. Adrien Grenier est un industriel qui a débuté par vivre du travail de ses bras. Ouvrier corroyeur à Lille pendant six ans, il est parvenu bientôt, par son activité et son intelligence, à une haute position industrielle. Il s'occupe aujourd'hui, sur une très-grande échelle, de la fabrication des toiles, et donne l'existence à plus de mille ouvriers répartis dans les campagnes, aux environs d'Armentières, et auxquels le travail n'a pas manqué durant la crise de 1848. Pendant cette dernière année, M. Grenier a livré au commerce 13,438 pièces de toile d'une valeur de 1,230,000 fr.

Les tissus de M. Grenier sont très-recherchés, au point de vue de la qualité et du prix.

Le jury départemental aime à citer dans M. Grenier un exemple de ce que peut l'activité et l'intelligence d'un ouvrier, lorsqu'elles s'appliquent à un but utile à la société, et en même temps il a voulu signaler tout ce que l'homme laborieux trouve de ressources dans l'industrie, qui lui assigne une position d'autant plus méritante qu'il est parti de plus bas.

111. HARDING-COCKER, Thomas, mécanicien, à Lille.

Assortiment de peignes à laine, etc.

60 ouvriers, 150,000 francs.

Mention honorable en 1839. Médaille de bronze en 1844.

M. Th. Harding-Cocker est un fabricant qui soutient sa bonne réputation dans la fabrication des peignes pour lin et laine.

13. JOURDAN et C.e, fabricants de tissus, à Cambrai.

Tulles et dentelles.

1,500 ouvriers, 725,000 francs.

Médaille d'or en 1839.

Le jury départemental se plaît à signaler au jury central les efforts persévérants de ces manufacturiers pour donner à leur fabrication de dentelles à la mécanique une perfection qu'ils sont enfin parvenus a atteindre , et qui a donné à cet article une vente courante en France comme à l'étranger.

L'établissement de MM. Jourdan et Cie. se distingue par l'intelligence et l'importance de ses travaux ; des métiers à tulle et à dentelle se sont joints aux grands ateliers d'impression , de teinture et d'apprêtage, qui , lors des expositions précédentes, leur ont valu les plus honorables distinctions, et dont les cases de MM. Pin-Bayard , Roussel-Dazin et Ternynck frères, de Roubaix, permettront de juger les travaux.

12. JOURDIN-DEFONTAINE, fabricant de tissus, à Tourcoing.

> Coutils fil et coton et coutils pur fil.
> 120 ouvriers, 340,000 francs.
> Médaille de bronze en 1844.

Cet industriel expose des articles très-variés , et qui se distingue   autant par leur bon goût que par leur fabrication soignée et la modicité du prix. es prix, indiqués dans la note annexée à sa déclaration, sont bien conformes à ceux auxquels ce fabricant vend au commerce.

97. LAGACHE, Julien-Clovis , fabricant de tissus, à Roubaix.

> Tissus divers.
> 400 ouvriers en 1847 et 325 en 1849 , — 1,000,000 francs en 1847 et
>   800,000 francs en 1849.
> Médaille d'argent en 1844.

Le jury central de 1844 a jugé ce fabricant digne de la médaille d'argent. Depuis , M. Lagache a maintenu son excellente réputation de très-bon fabricant.

120. LECOUR, J., BILLAUX et C.ᵉ, à Lille .

> Une lame métallique pour tissage.
> 30 ouvriers.

43. LEFEBVRE-DUCATTEAU frères, fabricants de tissus, à Roubaix.

> Étoffes pour gilets.
> 550 ouvriers, 1,500,000 francs.
> Médaille d'or en 1844.

MM. Lefebvre-Ducatteau frères, successeurs de leur mère, Mme. Lefebvre-Ducatteau, qui a obtenu une médaille d'or en 1844, à l'occasion d'une exposition faite sous le nom de Ve. Lefebvre-Ducatteau et Soyer-Vasseur, de Lille, exposent en 1849 un magnifique assortiment d'étoffes pour gilets, dont chacun admire le bon goût et la belle qualité. Au mérite de la richesse et de la nouveauté, ces messieurs savent allier celui d'un prix modéré.

Ils présentent à l'appréciation du jury central un très-bel assortiment de *valencias* brochés en soie, teints en pièce par la maison Descat-Crouzet. Cet article, qui, jusqu'à ce jour, avait été introduit en fraude de l'Angleterre, s'expédie actuellement chez nos voisins rivaux.

99. LEJEUNE-MATHON, filateur de laine peignée, à Roubaix.

Echantillons de laine peignée mécanique, laine filée, mérinos, etc.

150 ouvriers, 700,000 francs.

Médaille de bronze en 1839. Rappel de la médaille de bronze en 1844.

M. Lejeune-Mathon a acquis un talent exceptionnel dans la filature de la laine peignée Ses produits sont absorbés pas les meilleurs fabricants, notamment par MM. Dutilleul-Lorthiois et Lefebvre-Ducatteau frères.

60. LEMAITRE-DEMEESTÈRE, fabricant de tissus, à Halluin.

30 pièces de toile.

680 ouvriers, 350 métiers, 800,000 francs.

Médaille d'argent en 1844.

M. Lemaitre-Demeestère est un des meilleurs fabricants du pays. Il fabrique de la toile, du linge de table, de la toile à matelas et des tissus de coton, et donne du travail à 6 ou 700 ouvriers, dont 130 dans des ateliers spéciaux.

133. LEURENT frère et sœur, fabricants de tissus, à Tourcoing.

Tissus divers en nouveautés, etc.

225 ouvriers, 330,000 francs.

Mention honorable en 1844.

Ces industriels se sont toujours fait remarquer par la bonne fabrication des produits qu'ils ont livrés au commerce.

117. MANCHE, Désiré, filateur de laine, à Roubaix-
    Echantillons de laine filée.
    56 ouvriers, 405,000 francs.

M. Manche compte parmi nos bons filateurs en laine peignée. Il occupe 14 métiers de 200 broches.

121. MAHIEU-DELANGRE, filateur et fabricant de tissus, à Armentières.
    Trente coupes de toile et trente-trois paquets de fil.
    1,342 ouvriers, 1,870,000 francs.
    Médaille d'argent en 1844.

Les salles de l'exposition ne s'ouvriront pas à beaucoup de manufacturiers plus méritants. A la fois filateur, fabricant de toiles et blanchisseur, M. Mahieu-Delangre a réuni, dans ses importantes usines, toute l'industrie du lin, et il l'a fait de la manière la plus heureuse.

Filateur de lin, il emprunte à la vapeur la force de 80 chevaux, pour faire mouvoir 6,328 broches à filer, et 652 pour les préparations.

Ses fils, des N.os 12 à 120, représentent annuellement une valeur de 870,000 fr., et sont presque entièrement utilisés dans son tissage ; ils sont brillants et se rapprochent beaucoup des fils à la main.

Par son tissage, M. Mahieu-Delangre donne du travail à environ mille ouvriers, et produit annuellement 10,000 pièces de toile de 100 mètres, d'une valeur d'un million. Ses tissus sont d'un placement facile. Ses travaux n'ont pas cessé, ne se sont même pas rallentis en 1848.

Tels sont les titres que présente M. Mahieu-Delangre à l'appréciation du jury central. Celui qui a créé des moyens d'existence à tant de familles a droit à la reconnaissance publique.

88. F. MAZURE-MAZURE, fabricant de tissus, à Roubaix.
    Diverses coupes en damas pour tentures et autres tissus.
    500 ouvriers.

Présente un admirable assortiment de tissus pour meubles et tentures, ainsi que tissus en laine pour robes et châles.

89. MONTAGNE, J., fabricant de tissus, à Roubaix.
>   Diverses coupes de tissus.
>   250 ouvriers, 400,000 francs.

Cet industriel, qui expose pour la première fois, présente un très-bel assortiment de tissus pour robes, qui fera connaître avec quel talent les fabricants de Roubaix, et M. J. Montagne en particulier, savent tirer parti des matières mélangées, telles que laine et coton, laine et soie, fil et coton, etc. On remarquera de plus le bon goût avec lequel M. Montagne sait disposer ses enluminages; la modicité de ses prix est aussi à constater.

108. MOTTE-BOSSUT et C.e, filateurs de coton, à Roubaix.
>   Échantillons de cotons filés.
>   384 ouvriers.

L'établissement de MM. Motte-Bossut et Cie. est le plus important de ce genre dans le pays. Il ne compte pas moins de 88 métiers automates d'ensemble 44,000 broches, logées sous un même toit. C'est un des premiers essais faits en France d'une filature tout anglaise ; essai hardi et qui a réclamé bien de la persévérance pour être conduit à bonne fin. La vente facile justifie la bonne qualité de ses produits. L'exposition ne peut manquer de mettre en relief cette récente et importante réaction.

122. PARENT frères, fabricants de linge de table, etc., à Armentières.
>   Linge de table et autres.
>   50 ouvriers, 150,000 francs.

96. PIN-BAYART et C.e, fabricants de tissus, à Roubaix.
>   Tissus satin-laine pour robes et châles.
>   260 ouvriers, 650,000 francs.
>   Mention honorable en 1844.

MM. Pin-Bayart et Cie., mentionnés honorablement dans le rapport du jury central en 1844 , comptent parmi les fabricants de Roubaix qui ont donné le plus d'essor à l'industrie de cette ville, par la hardiesse et le talent avec lesquels ils abordent la nouveauté. Leurs produits sont admirables d'exécution.

94. POLLET, Joseph, fabricant de tissus, à Roubaix.

   Tissus pour robes, pantalons et chaussures.

   270 ouvriers, 550,000 francs.

   Médaille de bronze en 1844.

M. Joseph Pollet présente des tissus en laine pour robes, vêtements d'hommes et chaussures, drapés et foulés. Ces tissus (croisés de satin) sont d'une finesse remarquable. M. Pollet a toujours eu la réputation d'une supériorité non contestée sur ses confrères pour ces sortes d'étoffes. Il file lui-même la laine qu'il emploie.

20. RÉQUILLART-ROUSSEL et CHOCQUEL, fabricants de tapis, à Tourcoing.

   Tapis divers.

   1,000 ouvriers en 1847, 400 ouvriers en 1848, 750,000 francs.

   Médaille d'argent en 1839. Rappel de médaille d'argent en 1844.

Dans son rapport de 1844, le jury a rendu justice aux efforts faits par MM. Requillart - Roussel et Chocquel pour perfectionner leur fabrication de tapis moquette. Ces honorables industriels se sont rendus de plus en plus dignes des recommandations dont le jury départemental croit encore devoir accompagner leurs admirables produits.

Le jury appuie la demande de MM. Requillart et Chocquel, tendant à obtenir un délai pour l'envoi à Paris d'un grand tapis encore sur le métier. — C'est une pièce qui ne peut que faire honneur à l'industrie française.

92. ROUSSEL-BECQUART, fabricant de tissus, à Roubaix.

   Tissus en drap coton.

   150 ouvriers, 250,000 francs.

Travaille très-bien les tissus de coton. Ses articles sont d'une très-bonne qualité et à des prix modérés.

93. ROUSSEL-DAZIN, fabricant de tissus, à Roubaix.

   Tissus divers.

   440 ouvriers, 650,000 francs.

   Mention honorable en 1839. Médaille d'argent en 1844.

A toujours maintenu sa réputation ancienne pour la bonne qualité de ses produits.

104. SCRÉPEL, fabricant de tissus et filateur, à ROUBAIX.
    Tissus divers.
    240 ouvriers, 450,000 francs.

M. César SCRÉPEL se distingue par la bonne qualité de ses produits et le talent avec lequel il sait tirer parti de ses métiers à la marche. Il a déjà été mentionné honorablement par le jury central en 1844.

105. SCRÉPEL-ROUSSEL, fabricant de tissus et filateur, à ROUBAIX.
    Fils et tissus divers.
    260 ouvriers, 550,000 francs.
    Médaille d'argent en 1844.

Fabrication très-bonne et très-variée en tissus de laine, pour robes et pour pantalons. M. SCRÉPEL-ROUSSEL soutient une réputation justement méritée; il s'est montré bien digne de la distinction qui lui a été accordée en 1844.

64. SCRIVE frères, fabricants de cardes, à LILLE.
    Assortiment de cardes.
    40 ouvriers, 125 métiers, 450,000 francs.
    Médailles d'argent en 1806 et 1827. Médaille d'or en 1834. Rappels en
    1839 et 1844.

Cette maison, qui est restée à la tête de la fabrication des cardes en France, tant par la perfection de ses produits que par son importance, a reçu toutes les distinctions qu'un établissement industriel est susceptible de recevoir.
    Les fils de M. Antoine SCRIVE ont dignement continué la réputation de leur père. Ces industriels ont mérité à tous égards cet honorable témoignage de la part du jury départemental.

66. SCRIVE frères, filateurs de lin et d'étoupes, à LILLE.
    Assortiment de fils de lin et de fils d'étoupes de divers numéros et qualités.
    550 ouvriers, 1,600,000 francs.
    Médaille d'or en 1834.

La filature de lin et d'étoupes de MM. SCRIVE frères, l'une des premières établies en France, est aussi une des plus importantes et une de celles dont les produits se recommandent le plus, par leur perfection, à l'attention du jury central.

MM. Scrive frères justifient pleinement les distinctions dont leur maison a été l'objet dans la personne de M. Scrive-Labbe, en récompense de son concours actif pour l'importation en France de la filature du lin à la mécanique.

65. SCRIVE frères et J. DANSET, fabricants de tissus, à Marquette et à Halluin.

> Vingt pièces toile de lin et dix pièces linge de table.
>
> 650 ouvriers, 1,500,000 francs.
>
> Mention honorable en 1844.

Ces industriels, dont le nom seul est une recommandation, se livrent, sur une très-grande échelle, au tissage de la toile de lin. Un établissement à Marquette, ne contenant pas moins de 140 métiers et 50 métiers à préparations mus par la vapeur, est destiné au tissage de la toile unie.

Un autre établissement, à Halluin, est consacré au tissage à la main des toiles damassées..

MM. Scrive frères et Danset occupent aussi un grand nombre de métiers disséminés dans les campagnes. Leurs produits sont d'une fabrication régulière ; leurs toiles sont recherchées ; les damassés se font remarquer par le brillant et la perfection du dessin.

45. SOYEZ-VASSEUR, fabricant de tissus pour gilets, à Lille.

> Tissus pour gilets.
>
> 225 ouvriers, 600,000 francs.
>
> Médaille d'or en 1844, conjointement avec Mme. Lefebvre-Ducatteau, de Roubaix.

M. Soyer-Vasseur a été admis, en 1844, en qualité d'exposant comme propriétaire des tissus fabriqués par Mme. Ve. Lefebvre-Ducatteau, de Roubaix, et l'efficacité de conseils qu'il a prêtés à cette dame, dans sa fabrication d'étoffes pour gilets, a été signalée par le jury départemental. Il a fondé en 1847, à Lille, un établissement qui, jusqu'alors, n'avait pas d'analogue dans cette ville, et où il se livre à cette même fabrication, qui est devenue pour lui une vraie spécialité.

70. THIRIEZ, J., et C.e, filateurs de coton, à Esquermes.

> Échantillons de cotons filés.
>
> 200 ouvriers, 11,000 broches

6

Cette maison est avantageusement connue dans le commerce. Elle présente, pour la première fois , ses produits à l'exposition.

90. TERNYNCK frères, fabricants de tissus, à ROUBAIX.
>Tissus pour pantalons et robes.
>420 ouvriers, 1,200,000 francs.
>Médaille d'argent en 1839. Médaille d'or en 1844.

Font toujours avec succès les articles pour pantalons de haute nouveauté , et ont ajouté, depuis la dernière exposition, à leur fabrication , les tissus de laine pour robes dont ils exposent les échantillons.

100. TESTELIN-MONTAGNE, PIERRE-LOUIS, fabricant de tissus, à ROUBAIX.
>Tissus pour châles et robes.
>300 ouvriers, 700,000 francs.
>Médaille de bronze en 1844.

M. TESTELIN-MONTAGNE s'est montré digne de la distinction obtenue à l'exposition de 1844. Il a maintenu sa fabrication sur un bon pied , en y ajoutant les tissus pour robes et nouveautés. Ses prix sont modérés.

115. TESSE-PETIT et fils aîné, filateurs de coton, à LILLE.
>Échantillons de cotons filés.
>Médaille d'argent en 1834. Rappels de médaille d'argent en 1839 et 1844.

Les produits de cette fabrique sont considérés dans le commerce comme de bonne qualité courante.

136. VANDEMERGHEL, ALFRED, fabricant de peignes à tisser, à LILLE.
>Deux peignes à tisser.

Le jury départemental admet avec plaisir le produit des efforts de cet honnête artisan.

19. VANTROYEN et MALLET, filateurs de coton, à LILLE.
>Échantillons de cotons de diverses espèces et numéros.
>320 ouvriers, 88 métiers, 600,000 francs.
>Médaille d'or en 1834. Rappels de médaille d'or en 1839 et 1844.

Cette maison, d'une réputation ancienne et des plus méritées, a fait , dans la filature du coton, des progrès incessants. Sa fabrication consiste principalement en fils retors de première qualité pour tulle et dentelle, et en filés d'espèces très-variées, pour la fabrication des beaux articles de fantaisie.

Elle présente à l'exposition des filés simples, depuis le N.º 200 jusqu'à 425 métriques, des retors dans les N.ºs 136 à 425, enfin d'autres fils retors d'espèces diverses destinés aux articles de fantaisie et allant jusqu'au N.º 400 métrique.

Le jury départemental a été frappé de l'incomparable beauté de ces produits. Il semble que le N.º 425 m., le plus élevé de ceux présentés par ce pays à l'exposition, ait été obtenu sans difficulté et qu'il aurait été possible de filer les mêmes préparations à un numéro plus élevé encore.

Dans l'intérêt de la réputation de l'industrie française, deux membres du jury, MM. Degrimonpont et Th. Barrois, ont été chargés par le jury de constater, dans les ateliers de MM. VANTROYEN et MALLET, les résultats merveilleux auxquels ces honorables manufacturiers sont parvenus. Cette visite, où l'on a suivi la fabrication dans ses détails les plus minutieux, a établi, de la manière la plus péremptoire, la réalité des progrès que l'exposition va mettre en relief. Honneur donc à ces manufacturiers; le jury départemental les recommande à la bienveillance du jury central et du Gouvernement.

5. VARLET-PROSPER, à INCHY.
   Une mécanique à fabriquer les peignes à tisser.

28. WATTIER et CROMBET, fabricants de tissus, à MOULIN-LILLE.
   Toiles à matelas, linge de table, etc.
   39 ouvriers, 80 métiers.

54. WEIL-LEVECQ, JEAN, fabricant de tissus, à VALENCIENNES.
   147 coupes mouchoirs et cravates.
   70 ouvriers, 630,000 francs.

Cet établissement, d'assez récente fondation, est digne d'encouragement.

102. WIBAUX-FLORIN, fabricant de tissus, à ROUBAIX.
   Tissus pour pantalons.
   910 ouvriers, 1,200,000 francs.
   Médaille d'argent en 1844.

Filateur de coton et fabricant d'étoffes, M. WIBAUX-FLORIN expose un assortiment de très-bons articles de fatigue en coton et en fil de coton. L'établissement de cet honorable industriel est, dans son genre , le plus considérable de
ceux de Roubaix, et il faut dire à sa louange qu'il présente un ensemble admirable de ce qui peut assurer le succès d'une entreprise de cette nature. Une filature considérable (21,000 broches) a été montée récemment avec des métiers
du système le plus économique et le plus nouveau ; l'établissement comprend en outre un tissage mécanique, une teinturerie, etc., etc.

Les produits de cette maison sont remarquables par leur qualité et la modicité
de leur prix.

PRODUITS DIVERS.

442. BALEICH, JEAN, fabricant de billards, à LILLE.
 Un billard et un porte-queues.

M. BALEICH est un artisan intelligent qui s'est appliqué à construire un mécanisme qui permet de fermer simultanément toutes les blouses d'un billard par
le seul mouvement d'un levier.

L'admission d'un billard muni d'un de ces appareils sera pour lui un utile
stimulant.

62. BAUDON , ADOLPHE-NARCISSE , constructeur d'appareils de chauffage en tôle et
 d'ornements en fonte, à LILLE.
 Appareils de chauffage et modèles en fonte.
 450 ouvriers, 515,000 francs.

M. BAUDON est un industriel d'une grande activité ; il s'est placé à la tête de
nos constructeurs d'appareils de chauffage en tôle ; il s'est livré avec succès à
la fabrication des ornements en fonte et a réalisé quelques ingénieuses applica-
cations.

35. BOUTRY, Charles, mécanicien-ajusteur, à Lille
  Une balance-bascule et une balance à colonnes.

56. CACHEUX, Jérémie, à Lille.
  Un marteau à retailler les meules de moulin, à pinces de rechange.

130. L. DANEL, imprimeur-typographe, à Lille.
  Impressions diverses.
  150 ouvriers, 400,000 francs.

L'imprimerie de M. L. Danel, à Lille, présente l'organisation la plus complète que l'on puisse rencontrer dans un établissement de ce genre. L'on y exécute depuis la fonte des caractères jusqu'à la dernière opération de la reliure ; depuis la gravure sur métaux, sur bois, sur pierre, jusqu'au découpage mécanique des étiquettes.

Impression typographique et lithographique, impression en couleur et en relief, la maison Danel a tout abordé et avec un égal succès. Ses procédés perfectionnés d'impression à la congrève lui permettent d'appliquer, d'un seul coup de presse, jusqu'à six couleurs différentes, et de produire les dessins les plus variés, les contrastes de couleurs les plus ravissants.

Le jury départemental, en prononçant l'admission des produits de M. L. Danel, a voulu recommander d'une manière toute spéciale à la bienveillance du jury central, un établissement véritablement exceptionnel en province par l'importance et la supériorité de ses produits, et par la modicité de ses prix.

110. DUBRULLE, André-Narcisse, fabricant de lampes, pompes, etc, à Lille.
  Modèles de lampes, pompes, etc.
  30 ouvriers, 200,000 francs.
  Médaille de bronze en 1844.

M. Dubrulle est l'un des artisans les plus ingénieux de la ville de Lille ; récompensé lors de la dernière exposition pour des améliorations apportées dans la construction des lampes de sûreté pour les mines, M. Dubrulle a étendu ses applications à la construction des lampes ou lanternes pour l'usage domestique et pour l'éclairage des filatures.

M. Dubrulle est des hommes chez lesquels les encouragements profitent.

15. DUFOUR, César, à Lille.
    Trois brosses mécaniques.

81. FAVIER, Léopold-Jean-Baptiste, à Dunkerque.
    Une chaise percée et un appareil de lieux.

53. SCHMITT, Jacques, constructeur, à Valenciennes.
    Un moulin à concasser et six tôles pour fabriques de sucre.
    32 ouvriers.

Le moulin de M. Schmitt, sans présenter le caractère d'une invention, est un appareil qui est bien approprié à sa destination, lorsqu'il s'agit de concasser ou de pulvériser des matières friables. Le jury le croit très-digne de figurer à l'exposition.

III.

RÉSOLUTIONS DU JURY

SUR LES DEMANDES DE RÉCOMPENSES NATIONALES.

Pour se conformer aux prescriptions de l'article 2 de l'arrêté du Président de la République du 18 janvier 1849, lequel établit que les jurys départementaux auront pour mission de signaler, dans un rapport écrit, les services rendus à l'agriculture ou à l'industrie, par des chefs d'exploitation, des contre-maîtres ou journaliers, prescriptions reproduites dans l'arrêté préfectoral du 10 mars, article 4, le jury départemental du Nord, après avoir, sections réunies, nommé dans son sein une Commission chargée de lui faire des rapports spéciaux sur les chefs d'exploitations, contre-maîtres, ouvriers ou journaliers dont les titres étaient à examiner, a résumé de la manière suivante et dans l'ordre alphabétique des noms, ses observations concernant chacun des candidats qui s'étaient fait inscrire, ou qui ont été présentés par suite de l'initiative prise par l'une ou l'autre section.

1.° Pierre BELLIER aîné, ouvrier chez M. Dansette-Leblond, manufacturier, à Armentières.

Cet ouvrier, quoique depuis très-peu de temps chez son patron actuel, a été l'objet de recommandations de sa part, et se trouve porteur de certificats dont le jury a pris connaissance et qui attestent que, depuis plusieurs années, il est employé dans différents grands ateliers de tissage du département, où il a rendu des services incontestables en se livrant à la préparation des apprêts, préparation dans laquelle il a su apporter des perfectionnements réels sous le rapport de la désinfection et d'une bonne conservation de la colle tremblante, telle que l'utilisent les apprêteurs d'étoffes. Le jury s'est plu à enregistrer, au profit de cet ouvrier, les nombreux témoignages produits en sa faveur.

2.° COURVOISIER, contre-maître dans la filature de bourre de soie de M Blondeau-Billet, à Lille, a été, sur la recommandation de son patron, l'objet d'une demande de récompense de la part de la section des arts mécaniques du jury départemental.

Le sieur COURVOISIER est un auxiliaire d'une rare intelligence ; après avoir fait ses preuves dans le département de l'Ain, il a puissamment concouru à l'introduction de la filature de la bourre de soie dans le département du Nord , et à surmonter les difficultés que présentait la filature des chappes suisses, dont les produits sont d'un immense débouché pour la fabrication de la bonneterie et celle des foulards. Le jury du Nord a pensé que ces titres devaient concilier au sieur COURVOISIER la bienveillance du jury central.

3.° Etienne DEMESMAY, cultivateur et fabricant de sucre à Templeuve.

La section d'agriculture du jury départemental a pris l'initiative pour signaler les titres qui recommandent M. DEMESMAY, et les droits qu'il s'est acquis à la reconnaissance publique.

M. DEMESMAY est un agronome qui joint à de l'érudition une véritable passion des intérêts agricoles, passion qu'il sait d'autant mieux faire tourner au profit du pays, qu'à la fois cultivateur praticien, homme de science et industriel, il sait analyser avec une profonde logique les faits que lui révèle l'expérience.

Propriétaire, depuis 1833, d'une des plus grandes exploitations agricoles de l'arrondissement de Lille, la ferme de Cachompré, il y a annexé une fabrique de sucre de betteraves, conduite avec l'intelligence d'un homme éprouvé par l'expérience. Ses essais concernant quelques détails de la fabrication du sucre lui ont valu une médaille d'or de la société d'encouragement ; l'un des premiers , il a adopté et propagé dans le département du Nord l'usage des grands filtres au noir, qui, aujourd'hui, est devenu général.

Mais c'est surtout au point de vue des services rendus à l'agriculture que M. DEMESMAY peut se présenter avec confiance au jugement du pays.

La section d'agriculture, en présentant ses titres aux suffrages du jury départemental, a donné l'énumération suivante des travaux de cet habile agronome , consignés dans les mémoires de la Société des Sciences, de l'Agriculture et des Arts de Lille, dont il fait partie :

Expériences sur la nitrification ;
Rapport sur la nécessité et les moyens de renouveler l'air des étables ;
Expériences sur la valeur nutritive des tourteaux ;
Rapport sur la charrue-brabant de M. Willauquier ;
Rapport concernant une série d'expériences sur l'engraissement des bestiaux et sur la production du lait ;
Rapport sur le produit de ses récoltes ;
Rapport sur la distance à observer pour espacer les plantes sarclées ;
Rapport sur l'économie agricole ;
Pétition tendant à obtenir la réduction de l'impôt sur le sel ;
Note sur une méthode de récolte en temps de pluie ;
Rapport sur des modifications à apporter aux assolements usités ;
Rapport relatif à la composition d'engrais fertilisants;
Rapport sur l'ouvrage de M. Dezeimeris sur les assolements ;
Rapport sur les moyens à employer pour obtenir plus d'exactitude dans le recensement des céréales ;
Conférence agricole sur l'économie du bétail ;
Note sur l'emploi du sel dans l'alimentation des bestiaux, etc., etc.

La Société des Sciences, de l'Agriculture et des Arts de Lille a voulu donner un témoignage de sa gratitude à un homme que son dévoûment aux intérêts agricoles n'a fait reculer devant aucun sacrifice de temps et d'argent ; elle lui a décerné en 1847 une médaille d'honneur en or.

Le Gouvernement, de son côté, rendant justice aux capacités et aux éminentes

7

qualités de M. DEMESMAY, vient de le placer à la tête de la ferme-école du département du Nord. En acceptant ces fonctions, M. DEMESMAY a assumé sur lui une tâche difficile et pleine de responsabilité, mais que personne dans le département ne pouvait mieux accomplir. Il a fait en cela preuve de ce dévoûment aux intérêts publics dont tous les jours de sa vie sont un éclatant témoignage.

Puisse le pays posséder beaucoup de ces hommes d'élite où le cœur le dispute à la capacité.

Le jury départemental ne saurait trop recommander M. DEMESMAY à la bienveillance du jury central et du Gouvernement.

4.° Louis DETÉ, de Flers, est un ouvrier occupé depuis 51 ans chez le sieur Dambre, maître paveur, et selon le témoignage de son patron, il a rempli une si longue carrière avec un courage et une probité dignes d'éloges. Le jury départemental a eu, à l'occasion de la demande introduite par le sieur DETÉ, à examiner si ses attributions pouvaient s'étendre jusqu'à faire des propositions tendant à récompenser de longs et loyaux services et des actes de dévoûment personnel. En examinant les termes de l'article 2 de l'arrêté du Président de la République et de l'arrêté du Préfet du Nord, il lui a été facile de se convaincre que les mérites à récompenser devaient avoir rapport à quelque service direct rendu à l'industrie générale, à quelque progrès susceptible d'être traduit en un résultat matériel, et que ses attributions ne pouvaient s'étendre à l'appréciation de faits, si recommandables qu'ils puissent être, mais qui auraient rapport aux vertus privées.

En conséquence, elle a passé à l'ordre du jour sur la demande du sieur DETÉ.

5.° Le sieur DERATTE, ouvrier filtier, demeurant à Esquermes, est signalé à l'attention du jury par un de ses membres.

Cet ouvrier s'est placé dans une heureuse exception en appliquant toute son intelligence au perfectionnement des appareils de l'industrie à laquelle il se trouve attaché.

Les fabricants de fil retors sont d'accord pour reconnaître que la machine à cheviller, inventée par DERATTE est susceptible de rendre des services après de légères modifications. Le sieur DERATTE a répondu à un appel fait par la Société des Sciences, de l'Agriculture et des Arts de Lille, en construisant un mécanisme pour battre le fil sans occasionner le bruit assourdissant des machines généralement en usage. Si l'invention du sieur Deratte laisse encore à désirer, la Société des Sciences de Lille n'en a pas moins jugé son inventeur digne d'une médaille, à titre d'encouragement. Deratte a le génie de l'invention mécanique; le jury départemental donne à ce laborieux ouvrier une marque de sympathie en le recommandant à la bienveillance du jury central.

Récompenser Deratte, c'est lui donner des imitateurs.

6.º Antoine DONNAY, contre-maître chez MM. Legavrian et Farinaux, ingénieurs-mécaniciens à Lille, est recommandé par ses patrons ; il concourt à la bonne exécution des travaux dans l'établissement de ces industriels; son habileté dans la moulure de la fonte est surtout remarquable. Comme preuve du savoir-faire de leur contre-maître, MM. Legavrian et Farinaux ajoutent aux produits exposés par eux, une pièce moulée en terre par Donnay, laquelle a passé sous les yeux du jury central et lui a paru mériter les honneurs de l'exposition, au point de vue de la difficulté vaincue. Il recommande le sieur Donnay à la bienveillance du jury central.

7.º Auguste HARDY, jeune ouvrier attaché à la fabrique de quincaillerie de MM. Malliar et Sculfort, à Maubeuge, a été l'objet d'une vive recommandation de la part de ses patrons ; âgé seulement de seize ans, et n'étant encore qu'apprenti-mécanicien, ce jeune homme possède déjà à un haut degré l'aptitude aux applications de la mécanique. Les étaux parallèles et les clefs simples universelles, qui figureront à l'exposition parmi les objets les plus remarquables de l'établissement de MM. Malliar et Sculfort, sont, d'après la déclaration de ces manufacturiers, de son invention. Ses patrons ont voulu en cette circonstance rendre publiquement cette justice au jeune Hardy et le préparer à accomplir une honorable carrière de progrès, en le signalant à la bienveillance du jury départemental. Le jury est heureux de s'identifier avec les intentions de MM. Malliar et Sculfort ; sa recommandation ne pouvait manquer au jeune Hardy.

8.º M. LECAT, de Bondues, est un cultivateur intelligent, mettant la main à la charrue, conduisant lui-même les travaux de la ferme, et qui, dans la sphère de ses moyens, a contribué pour une bonne part à la propagation des bonnes méthodes de culture dans l'arrondissement de Lille ; il a su apporter à ses essais une rare persévérance et une ardeur qui ne se sont jamais démenties.

L'énumération des récompenses qu'il a obtenues de la Société des Sciences, de l'Agriculture et des Arts de Lille atteste ses constants efforts.

En 1840, médailles pour semis en lignes et semoir ;

1841, médailles pour semis en ligne, culture du madia et production de notes de comptabilité agricole et prime pour un taureau ;

1842 à 1844, médailles pour notices agricoles ; semis en lignes de blé d'Espagne et comptabilité ;

1845, médailles pour expériences agronomiques et prime pour un taureau.

Enfin, dans sa distribution des prix de 1848, la Société, voulant récompenser le zèle déployé en toute circonstance par M. LECAT, pour répondre au programme de ses prix, lui a décerné une médaille d'honneur en or.

M. LECAT est le type des bons cultivateurs, et il possède en même temps un esprit de recherche qui mérite d'autant plus d'être récompensé, qu'il s'applique à une industrie peu portée à l'expérimentation, et où cependant le progrès institue une conquête pour le pays. Le jury départemental recommande M. LECAT à toute la bienveillance du jury central.

9.º Joseph LECLERCQ, de Ferrière-la-Grande, contre-maître depuis vingt ans dans la fabrique de quincaillerie de MM. Dandoy-Maillard, Lucq et Cie., à Maubeuge, est recommandé par ses patrons, en même temps que les sieurs Laurent CAUDERLIER et Louis KINCK, comme ayant concouru efficacement au perfectionnement de leur fabrication. Les témoignages de ces manufacturiers ont été justifiés par les attestations d'un membre du jury départemental.

Le jury appuie les recommandations produites en faveur du sieur Joseph LECLERCQ, et espère pouvoir, lors d'une exposition ultérieure, donner le même témoignage de bienveillance aux sieurs CAUDERLIER et KINCK, attachés à la même fabrique.

10.º François LENIÈRE, domestique de ferme à Winnezeele.

D'honorables antécédents recommandent ce bon serviteur, mais le jury, considérant qu'il ne lui appartient pas de baser ses propositions de récompenses uniquement sur des qualités morales, mais bien sur des services rendus à l'industrie du pays et sur des progrès accomplis dans cet intérêt, a dû passer à l'ordre du jour sur cette demande.

11.° LEROY (de Béthune), agronome à Douai.

Voici en quels termes la section d'agriculture, qui a pris l'initiative d'une demande de récompense en faveur de cet honorable citoyen, a appuyé sa demande :

« M. LEROY (de Béthune) a consacré sa carrière agronomique à conduire et à
» poursuivre les travaux nécessaires pour dessécher les marais de la Scarpe,
» sur une étendue de 3,000 hectares. Ces marais, rendus par lui à la culture,
» étaient auparavant couverts d'eau pendant neuf mois de l'année. Les com-
» munes, au nombre de douze, qui étaient soumises à leurs émanations
» pestilentielles, présentaient une population chétive, pour laquelle le nombre
» des décès était toujours supérieur à celui des naissances.

» Aujourd'hui, cette population a retrouvé à la fois la santé et le bien-être ;
» elle bénit son bienfaiteur.

» Depuis lors, M. LEROY a toujours été appelé à défendre nos intérêts agri-
» coles, lorsqu'ils ont été menacés, et il l'a toujours fait avec un dévoûment et
» avec un talent remarquables, soit par des pétitions aux chambres, soit par
» des discours au congrès central et au conseil général d'agriculture.

» Ses travaux sur la question des toiles, des fils de lin et de chanvre, des
» graines oléagineuses, du sucre indigène, resteront comme des modèles de
» science économique. »

Le jury, s'associant aux intentions de sa section d'agriculture, recommande à la bienveillante attention du jury central et du Gouvernement, les services rendus au pays par M. LEROY (de Béthune), auquel tous ses concitoyens rendent cette justice, qu'il n'a jamais profité de son facile abord auprès du pouvoir pour solliciter aucune récompense personnelle.

12.° A. MIMEREL fils, manufacturier à Roubaix.

Par une lettre en date du 26 mars dernier, des ouvriers de la filature de M. MIMEREL fils demandent une récompense nationale pour leur patron, dont la bienfaisance éclairée, en leur assurant du travail et des subsistances dans les crises de 1847 et 1848, les a préservés, au prix de sacrifices personnels, des atteintes de la misère.

Le jury aime à consigner ici des actes aussi honorables pour leur auteur que pour les ouvriers qui en ont été l'objet et savent si bien en reconnaître le mérite. L'expression des sentiments de reconnaissance de la part des ouvriers est la

plus noble récompense de la sollicitude du patron; cette expression a une signification heureuse, en ce qu'elle contraste avec l'esprit d'antagonisme et de
désaffection que, dans quelques circonstances regrettables, on a cherché à faire
naître dans la classe ouvrière.

Toutefois, en ce qui concerne la demande en elle-même, le jury, tout en
regrettant qu'il ne lui appartienne pas de statuer sur des faits aussi méritoires, a
pensé qu'il était hors de ses attributions, comme il l'a exprimé en d'autres circonstances, de faire aucune proposition de récompense pour des faits qui n'ont
pas directement rapport à quelque progrès industriel, et s'appliquent exclusivement aux qualités morales des personnes.

13.° Jean-Baptiste PRUVOT, chaufournier à Ligny, appuie ses titres à l'obtention d'une récompense nationale sur l'extension qu'il a donnée dans son canton
à l'emploi de la chaux dans l'agriculture, et sur l'amélioration des chemins
vicinaux, due à l'emploi des silex tirés de la craie qui lui sert de matière
première.

Le jury départemental n'a pas reconnu, dans les faits présentés à l'appui de la
demande du sieur Pruvot, des éléments suffisants pour justifier une proposition
de récompense nationale.

14.° Thomas RICHER, maréchal à Echin, se livre, depuis 1834, à la fabrication
de charrues-brabants en fer dont il a popularisé l'emploi en les livrant aux
cultivateurs au prix des brabants en bois (au maximum de 75 fr.)

Thomas Richer est un artisan industrieux, qui, vivant au milieu des cultivateurs, leur a donné un bon exemple, en travaillant à l'amélioration des instruments aratoires.

Le jury, persuadé que les perfectionnements de ces instruments et leur
appropriation à la nature du sol, ne sauraient être trop encouragés chez les
maréchaux de village, dont l'influence sur les cultivateurs est si puissante,
appuie de sa recommandation la demande introduite en faveur du sieur
Richer.

15. Le sieur VANDROYHEN, de Bourbourg, a basé une demande de récompense nationale sur l'organisation d'un atelier de tissage de toiles, dans une
contrée où nul établissement de ce genre n'a jamais existé, et sur l'application,

au moyen d'un perfectionnement de la navette volante, au tissage des grosses toiles écrues.

Le jury départemental, adoptant les conclusions d'un rapport spécial qui lui a été présenté sur cette demande, et qui, entre autres faits, établit que les ateliers de tissage que possède depuis 1846 le sieur Vandroyhen ne sont pas de sa création, n'a pas cru devoir appuyer la demande de cet industriel.

Le jury départemental du Nord a ainsi épuisé l'examen des quinze demandes de récompenses qui lui ont été soumises ; sur ce nombre il en a écarté cinq comme n'étant pas suffisamment motivées, ou comme s'appliquant à des mérites dont il ne pouvait entrer dans ses attributions d'apprécier la valeur. Pour ces dernières circonstances, toutefois, le jury s'est fait un devoir d'analyser les demandes et de consigner ses impressions personnelles, dans un esprit d'équité envers les pétitionnaires.

Si le jury s'est montré sévère dans ses appréciations, il a pensé que c'était donner plus de crédit à ses recommandations.

Heureux s'il a pu bien se pénétrer des généreuses intentions, et ne pas rester trop au-dessous de l'honorable mandat que lui donnait l'arrêté préfectoral qui l'a institué.

DEUXIÈME PARTIE.

ANALYSE DE LA SITUATION INDUSTRIELLE

DU DÉPARTEMENT DU NORD.

Le jury départemental de 1844 a entrepris la tâche difficile de joindre au résultat des délibérations qui devaient former l'objet essentiel de sa mission, une esquisse de la situation industrielle du pays. Après avoir mis en évidence les titres des industriels à la bienveillance du jury central, il a voulu consacrer quelques pages à l'industrie elle-même. En franchissant ainsi l'espace qui sépare les intérêts particuliers des intérêts généraux du pays, l'on se trouve en présence d'un travail qui exigerait un temps considérable de recherches et d'études, pour ne pas être trop au-dessous de l'immense intérêt auquel il doit s'adresser.

8

Toutefois le jury central ayant accueilli en termes bienveillants la tentative faite en 1844, le jury départemental de 1849 a imposé à son rapporteur l'obligation de continuer une revue rétrospective qui, bien qu'incomplète en raison de la précipitation avec laquelle elle doit être écrite, peut cependant présenter une expression plus complète de la puissance industrielle du pays, que ne sauraient le faire les observations spéciales dont le jury a accompagné les déclarations des exposants. Le jury a espéré ainsi dresser un échelon de plus pour arriver un jour à faire une statistique complète des forces productives du département du Nord.

Cette seconde partie de son travail présente trois divisions :

La première a rapport à l'agriculture et aux industries qu'elle alimente.

La deuxième, aux mines, à la métallurgie et aux produits chimiques.

La troisième, aux arts mécaniques, à la filature et au tissage.

I.

AGRICULTURE ET INDUSTRIES ANNEXES.

En tête de son analyse, le jury a voulu placer l'agriculture, cette industrie aux dehors modestes, et qui cependant domine toutes les autres par l'importance du chiffre de sa production, et par l'influence qu'elle exerce sur la prospérité d'un pays. Bien des considérations économiques et sociales doivent tendre à mettre en honneur la culture des champs; son perfectionnement seul peut nous garantir contre le retour de l'affligeante situation qui nous a été faite il y a peu encore, par suite d'une récolte insuffisante ; situation qui a pesé d'une manière si affreuse sur nos populations indigentes, et que l'activité imprimée à nos approvisionnements de l'étranger a été inhabile à conjurer ; que la bienfaisance publique enfin, quoique admirable dans ses élans, n'a pu que faiblement adoucir. A côté de la question des subsistances publiques, qui appelle sur l'agriculture toute la sollicitude du Gouvernement, se trouve aussi une autre question non moins importante, celle d'éviter la trop grande concentration de la population ouvrière dans les villes où le déploiement du luxe rend les hommes impatients de se créer toutes les jouissances dont ils sont témoins, les rend indisciplinés et prêts à s'associer à toute pensée de désordre et de bouleversement politique. Dans ces préoccupations, le jury devait applaudir à la pensée du Gouvernement, d'admettre les produits de l'agriculture à l'exposition publique, réservée jusqu'ici exclusivement aux produits de l'industrie manufacturière, comme il applaudit à toutes les institutions qui tendent à appeler dans nos campagnes l'instruction et cet esprit d'émulation qui a porté si haut le perfectionnement dans les autres branches industrielles. Tout d'abord, il a accueilli comme un bienfait les résolutions de l'Assemblée constituante, en ce qui concerne l'enseignement agricole, et qui sont déjà en voie de réalisation dans le département. En signalant à la bienveillance du jury central le directeur de sa ferme-école, il a eu en vue moins encore l'homme qu'il entoure de son estime, que l'institution sur laquelle il a voulu appeler le stimulant d'un encouragement honorifique, et qu'il a voulu placer, par rapport aux créations du même genre, dans la position élevée qu'occupe notre agriculture par rapport à celle des autres départements de la France.

Le jury aime à constater que si l'agriculture en général est lente dans ses progrès, et de sa nature essentiellement défiante lorsqu'il s'agit d'innovations, il faut rendre cette justice aux cultivateurs du département du Nord, qu'ils se sont placés dans une heureuse exception, sous l'impulsion intelligente des sociétés d'agriculture. Nos instruments aratoires qui, d'ancienne date déjà, présentaient une grande perfection, ont été de plus en plus appropriés à la nature de notre sol. Le semis en ligne a fait place, dans plusieurs arrondissements, au semis à la volée ; la culture des plantes sarclées s'est répandue et a habitué nos cultivateurs à des soins minutieux pour arriver à de plus riches récoltes. C'est de l'agriculture bien entendue que celle qui fait traverser tout un champ de lin par une chaîne continue de sarcleuses accroupies et placées côte à côte pour ne pas laisser subsister une seule plante parasite ; c'est à la fois donner de l'air à la plante utile et doubler le bienfait de l'engrais. L'agriculture flamande seule présente un pareil tableau à l'étonnement des voyageurs.

Il est difficile de donner l'expression exacte de la force productive de notre agriculture. Les documents statistiques recueillis jusqu'à ce jour sont très-peu dignes de confiance dans leur exactitude. Les tableaux suivants comprennent quelques documents recueillis par l'administration et dont une partie date déjà de plusieurs années. Nous ne les reproduirons que comme des approximations destinées à établir un parallèle entre le domaine agricole du département du Nord et celui de la France entière.

Domaine agricole en France.

	Surface cultivée en France.	Quantité récoltée annuellement.	Valeur totale annuelle de la production.	Valeur annuelle après prélèvement des semences.	Valeur consommée annuellement.
			francs.	francs.	francs.
En terres à labour de toute nature	. . . . . .	. . . . . .	3.542.000.000	. . . .	. . . . . .
	hectares.				
En céréales.	20.000.000	. . . . . .	2.045.436.131	1.717.352.169	1.695.277.953
Pommes de terre . . .	. . . . . .	. . . . . .	201.843.959	. . . . . .	167.750.643
Légumes secs.	. . . . . .	. . . . . .	51.699.973	. . . . . .	49.211.639
Betteraves	. . . . . .	. . . . . .	28.978.989	. . . . . .	27.290.143
Colza.	. . . . . .	. . . . . .	51.126.744	. . . . . .	44.566.304
Lin, Graines et Filasses.	. . . . . .	. . . . . .	57.278.989	. . . . . .	51.997.354
Jardinage.	. . . . . .	. . . . . .	156.677.126	. . . . . .	153.825.890
Prairies et pâturages. .	24.092.184	152.422.257	840.520.000	. . . . . .	. . . . . .
		Quintaux métriq.			

Domaine agricole dans le département du Nord.

	Surface cultivée.	Production totale annuelle.	Valeur moyenne de la production.	Quantité disponible après prélèvement des semences.	Valeur des quantités disponibles.	Consommation totale.	Valeur de la consommati
	hectares.	hectolitres.	francs.	hectolitres.	francs.	hectolitres.	francs.
Domaine agricole.. . .	542.230	»	»	»	»	»	»
Froment	111.486	2.321.689	35.433.432	2.098.600	»	2.450.000	37.352.90
Avoine...	42.200	»	9.844.891	»	»	»	9.469.3
Seigle , Orge..	43.406	»	10.049.321	»	»	»	12.272.9
Méteil , Épeautre. . . .							
Céréales de toute nature.	197.092	5.045.477	55.327.644	»	50.561.412	»	59.095.2
Pommes de terre.. . .	12.790	»	5.914.431	»	»	»	5.408.2
Légumes secs	11.511	»	3.506.753	»	»	»	2.808.0
Betteraves.	12.241	»	8.381.458	»	»	»	8.391.4
Colza. — Lin.. . . .	10.255	»	9.034.503	»	»	»	{graine 1.108.1 {filasse 7.393.0
Tabac.			1.111.075	»	»	»	»
Chanv., Houbl., Sarrazin	15.451	»	1.381.588	»	»	» »	»
Jardins et vergers. . .			7.031.125	»	»	»	7.031.1
Cultures diver. en labour.	83.110	»	46.488.268	»	»	»	»

	RÉCOLTES DU DÉPARTEMENT EN 1848.							CONSOMMATIONS ANNUELLES.				
NATURE des RÉCOLTES.	Nombre d'hectares ense-mencés en chaque espèce de récolte.	Produit total de chaque espèce de récolte en 1848.	Produit par hectare en 1848.	Quan-tité moy-enne de se-mence par hectare.	Nombre de fois que la semence se multiple année moyenne.	Nombre de fois que la semence s'est multi-pliée en 1848.	Poids moyen d'un hec-tolitre de chaque espèce de grains de la récolte de 1848.	Pour la nourriture des habitants.	Pour la nourriture des animaux domes-tiques.	Pour les semences.	Pour les distilleries, brasseries et autres usages.	Total des besoins annuels.
		hectolitres.	hect.				kilog.	hectolitres.	hectolitres.	hect.	hect.	hect.
Froment............	118.243	2.634.995	22.27	2 »	9.95	11 13	75.14	2.492.556	10.000	236.486	126.980	2.866.022
Méteil.............	11.803	272.759	23.10	2 »	10.04	11 55	73.87	283.945	5.000	23.606	6.049	317.900
Epeautre...........	3.368	130.839	41.51	3.46	12. »	11. »	39. »	90.638	»	11.653	»	101.291
Seigle.............	11.047	238.349	21.57	2 »	9.56	19.78	69.82	113.298	5.000	22.094	54.825	195.218
Orge...............	13.752	496.825	36.12	2 »	16.22	18.06	59.44	»	38.600	27.504	485.850	551.954
Sarrazin...........	265	4.955	18.69	1 »	20.65	18.69	»	»	2.888	265	342	3.495
Avoine.............	43.780	1.521.304	34.74	2.40	14.55	14.47	44 03	»	1.356.800	105.072	28.211	1.490.083
Légumes secs.......	21.246	468.989	21.73	2.50	8.35	8.96	»	105.957	357.685	53.865	6.000	563.507
Autres menus grains.	17.191	401.177	23.43	2.25	8.87	10.41	»	»	221.315	38.522	»	259.837
Total des grains.....	240.925	6.177.791	»	»	»	»	»	3.115.694	2.007.288	519.067	708.258	6.350.307
Pommes de terre.....	15.191	1.723.002	113.42	»	»	»	»	1.699.470	795.000	151.910	152.608	2.798.088
Colza (Œillette, Caméline.	23.674	510.435	21.56	»	»	»	»	»	»	»	»	»
Lin, chanvre, graine. .	5.650	46.478	8.23	»	»	»	»	»	»	»	»	»
Id. tiges taillées.	»	2.058.750 (kilog.)	»	»	»	»	»	»	»	»	»	»
Foin...............	»	144.681.000	»	»	»	»	»	»	»	»	»	»
Paille.............	»	622.224.000	»	»	»	»	»	»	»	»	»	»

Effectif en chevaux et bestiaux.

En France il existe :			Dans le département du Nord :	
En chevaux, juments et poulains.	3,000,000 de têtes	—	80,000 soit	1/37.e.
Taureaux..	400,000 ⎫			
Bœufs.	2,000,000 ⎪			
Vaches.	5,000,000 ⎬ . . —	280,000	1/36.e.
Veaux. . . . . . , .	2,200,000 ⎭			
Moutons, Brebis.. . . . . 33,000,000.		. . —	240,000	1/137.e.
Porcs . . . . . . 5,000,000.		. . —	90,000	1/55.e.
valeur d'environ 2 millards de francs			valeur 55 millions	1/36.e.

S'il est une question digne d'études, c'est bien l'établissement d'une bonne statistique agricole, qui, seule, peut nous conduire à établir un équilibre régulier entre la production et les besoins de la consommation, et permettre de prévenir les effets désastreux d'une récolte accidentellement détruite par les circonstances atmosphériques. La société d'agriculture de Lille, sous la présidence de notre honorable collègue M. CAZENEUVE, s'est mise à l'œuvre dans la vue de pouvoir présenter à l'administration, dès cette année, un état exact des produits de la terre dans l'arrondissement de Lille, et donner au Gouvernement la clef d'un mécanisme appelé à réaliser le même contrôle sur tout le territoire de la République. C'est un travail digne du dévoûment des membres d'une société que recommandent ses nombreuses et importantes publications, c'est, pour son secrétaire, M. Julien LEFEBVRE, une nouvelle occasion de déployer son zèle pour tout ce qui concerne les intérêts agricoles.

Le département peut s'enorgueillir des beaux travaux de desséchement accomplis par la voie des associations particulières dans l'arrondissement de Dunkerque, où une administration spéciale, celle des Watteringues, décide des travaux d'entretien et d'amélioration à exécuter et de l'importance des contributions spéciales qui doivent peser sur les propriétés dont la fertilisation a été assurée.

Dans ses rapports spéciaux, le jury a encore signalé les efforts faits par un honorable agronome de Douai pour assainir et livrer à la culture les marais de la vallée de la Scarpe.

Un projet d'une haute importance est à l'étude : c'est le desséchement du marais de la Haute-Deûle, à partir du flot de Wingle jusqu'à Lille. La réalisation de ce travail peut livrer à la culture des milliers d'hectares d'une terre fertile, qui, dans les conditions actuelles, est à peu près improductive, et doit apporter le bienfait de la santé à de nombreuses populations aujourd'hui décimées par la fièvre.

Il est impossible de parler de l'agriculture du département du Nord, sans rappeler l'influence qu'exerce sur son perfectionnement et sur sa richesse l'industrie manufacturière, sans dire en particulier combien la fabrication du sucre de betteraves lui a donné d'impulsion, et combien nos nombreuses distilleries, nos féculeries, nos brasseries, ont facilité l'éducation et surtout l'engraissement des bestiaux. L'existence de ces industries diverses est si intimement liée aux intérêts agricoles, que nous avons cru devoir, à la suite de ces considérations générales sur l'agriculture, placer l'analyse de ce qui est spécial à chacune d'elles.

§ 1.er SUCRE DE BETTERAVES.

S'il est une industrie où s'est révélée la persévérante et infatigable activité de nos producteurs du Nord, c'est bien la fabrication du sucre de betteraves; quelle belle page dans l'histoire de l'industrie humaine que celle qui dira à la postérité : Un savant avait constaté l'existence d'un produit tropical dans une racine d'une culture facile dans la plus grande partie de l'Europe. Cette observation, comme beaucoup de faits scientifiques, resta longtemps sans application sérieuse, et serait peut-être restée stérile en résultats pratiques, si le génie de Napoléon n'avait pressenti tout ce que l'application de cette découverte pouvait donner à la France d'éléments de richesse et d'indépendance.

Le persifflage accueillit d'abord la pensée d'introduire la fabrication du sucre de betteraves en France, mais le grand capitaine n'en poursuivit pas moins ses projets, et la fabrique impériale de Rambouillet servit de centre d'expérimentation. Et quel attrait, en effet, ne devait pas entraîner vers ces tentatives, la France en lutte avec l'Europe coalisée contre elle et manquant d'une denrée devenue d'un usage général. Le blocus continental aidant, le sucre se vendit, en France, 5 francs la livre. Mais, tant il est vrai qu'en industrie tous les progrès sont graduels, et que rien ne s'improvise, le peu de fabriques qui s'organisèrent ne prospérèrent pas, et elles devaient totalement succomber en 1815, par le retour des Moscouades de l'Amérique. Toutefois, par une circonstance en quelque sorte providentielle, l'expérience acquise ne fut pas perdue; de rares établissements tentèrent de continuer leurs travaux, et bientôt les ressources de la chimie et de la mécanique leur vinrent en aide. Le secret d'une bonne fabrication fut trouvé, et ce secret réside presque en entier dans l'emploi du noir animal et dans une grande rapidité du travail.

Arriva bientôt une époque où le sucre de betteraves excita les inquiétudes des producteurs de nos colonies, jusqu'alors en possession exclusive de l'approvisionnement de nos marchés, et le Gouvernement, après avoir donné tous les encouragements, toutes les excitations possibles à la nouvelle fabrication, fut presque alarmé de ses progrès. Il songea d'abord à retarder son développement en imposant au sucre de betteraves des droits de consommation; ces droits furent successivement élevés, et, chose incroyable, les fabricants ne se découragèrent pas de voir qu'au fur et à mesure qu'une économie était réalisée par leurs efforts pour faire face aux exigences fiscales, elle se traduisait en une augmentation de charges. Cependant les charges furent bientôt telles, que le désespoir s'empara un instant des fabricants, et que des instigations d'intérêts jaloux les poussèrent à demander le rachat des fabriques par l'Etat, et la suppression de leur industrie. Mais passons rapidement sur ce cri de désespoir trop excusable. Nos assemblées législatives, dans des vues diverses, et, il faut le reconnaître, dans le but de comprimer et de restreindre, sinon de supprimer de fait l'industrie nouvelle, décrétèrent, en 1843, le principe de l'égalité des droits entre le sucre de betteraves et le sucre des Antilles françaises : 49 1/2 centimes par kilogramme de sucre, alors que le sucre brut ne se vendait plus que 1 fr. 20 c. à 1 fr. 30 c. le kil., chargé du droit.

L'application du droit égal, qui n'a encore frappé que les produits de la campagne de 1848 à 1849, a eu lieu au milieu des circonstances les plus périlleuses pour toutes les industries du pays. En mars et avril 1848, du sucre brut s'est vendu, à moins de 40 francs les cent kilog., non acquitté ; ainsi, en 1848, le fabricant de sucre recevait 20 centimes, de ce qu'il ne pouvait vendre avec bénéfice, à 5 francs lors du blocus continental. Tant il est vrai qu'il est impossible, en matière industrielle comme en toute autre, d'assigner un terme à la perfectibilité humaine. Est-ce à dire que le prix de 20 centimes soit un prix normal suffisamment rémunérateur pour conserver l'industrie du pays ? Non certes. En citant ce chiffre, nous ne faisons que constater une chose : c'est que ce prix a pu s'établir pendant des mois entiers, sans anéantir nos fabriques, et que l'industrie a été assez forte pour sortir, sans une trop profonde perturbation, d'une pareille épreuve. Elle a donc fait ses preuves de virilité, cette industrie toute française qui a été à son début l'objet de la risée de l'Europe entière ; et les prévisions de l'homme de génie qui eut entre ses mains les destinées de la France, pendant tant d'années glorieuses, se sont réalisées. Il y a là un grand enseignement pour les législateurs ; et certes, en présence d'un tel fait, quel est le ministre qui voudrait porter une main sacrilége sur une source de travail, conquète imprescriptible de la science, et que la Providence a voulu assurer à l'ouvrier de nos champs ?

Voici le tableau de la production de sucre de betteraves dans le département du Nord, depuis la dernière expédition ; le jury doit la communication do ce document, ainsi que celle de plusieurs autres, à l'obligeance de M. Molroguier, directeur des contributions indirectes.

ION	LILLE.		VALENCIENNES.		CAMBRAI.		DOUAI.		AVESNES.		DUNKERQUE.		HAZEBROUCK.	
NOMBRE de sucreries.	NOMBRE de sucreries.	Sucre fabriqué.	NOMBRE de sucreries.	Sucre fabriqué.	NOMBRE de sucreries.	Sucre fabriqué.	NOMBRE de sucreries.	Sucre fabriqué.	NOMBRE de sucreries.	Sucre fabriqué.	NOMBRE de sucreries.	Sucre fabriqué.	NOMBRE de sucreries.	Sucre fabriqué.
845.	52	8,739,194	48	6,676,620	12	1,332,511	21	2,647,048	4	668,696	2	208,759	»	»
846.	55	9,254,430	49	7,763,050	12	1,607,881	21	3,135,682	5	724,826	6	202,009	»	»
847	56	12,341,838	48	8,956,115	12	1,934,439	22	4,560,113	5	926,619	2	288,735	»	»
848.	59	13,498,14»	51	11,504,029	14	2,537,226	25	7,169,451	5	1,033,998	3	270,807	»	»
849.	55	6,001,851	52	9,743,789	14	1,701,719	24	3,423,092	5	900,504	2	228,953	»	»

L'on remarquera que, malgré le chiffre progressif du droit jusqu'en 1847-48, il y a eu, dans tous les arrondissements sucriers, accroissement et du nombre des fabriques en activité, et de la quantité des produits livrés au commerce. La campagne de 1848 à 1849 seule s'est ressentie du défaut de consommation pendant la crise alimentaire de 1847 et de la perturbation jetée dans tous les éléments de production par les événements de 1848. La campagne de 1849-1850, sans atteindre peut-être le chiffre de la production de 1847, dépassera de beaucoup celui de la campagne dernière.

Aucun nouvel appareil, ayant une grande importance, n'a été introduit dans la fabrication du sucre indigène depuis la dernière exposition, et cependant les progrès de cette industrie sont bien patents et démontrés par la manière dont elle a supporté le droit actuel, qui l'eût tuée il y a cinq ans. Le progrès de cette période n'a pas résidé dans des inventions de procédés complets ou d'appareils frappant les yeux, mais bien dans des améliorations de détail qui ont toujours bien moins d'éclat, mais souvent plus d'utilité, et qui sont plus difficiles à mettre au jour et à apprécier.

9

La portée immense que peuvent comporter des améliorations de détail n'a peut-être jamais été aussi bien démontrée que par ce qui s'est passé dans cette période. Toute personne ne connaissant pas à fond la fabrication, ne découvrirait aucun changement dans le travail de ces fabricants, qui ne gagnaient pas toujours de l'argent en produisant sans droits, et qui ont pu produire aujourd'hui, en payant un droit à peu près égal à la valeur du sucre.

Un procédé mis en exécution vers la fin de la période précédente, l'épuration des sucres par la méthode de M. Schutzenbach, a pris depuis une grande extension; ce procédé de clairçage déjà installé dans un grand nombre de sucreries et surtout de raffineries, est sur le point de subir une heureuse modification par l'application d'un système d'appareil basé sur la force centrifuge et emprunté à nos blanchisseries, où il sert à la dessiccation des toiles. C'est une espèce de toupie cylindrique et creuse dont les parois latérales sont formées d'un tissu métallique, et qui tourne sur son axe avec une rapidité de 1500 à 1600 tours par minute.

Les cristaux de sucre imprégnés de mélasses ou délayés dans de la claire, étant introduits dans ces appareils, se trouvent presque instantanément dégagés de toute la partie liquide expulsée à travers le tissu métallique, ce qui permet d'effectuer leur lavage dans l'appareil même par plusieurs claires de plus en plus décolorées. Ce système de travail, jusqu'ici plus particulièrement applicable au raffinage, promet le double avantage d'une économie de temps et d'une diminution de la quantité de claire à employer pour arriver à une blancheur donnée. Il fonctionne depuis quelques mois dans la raffinerie de MM. Harpignies, Blanquet et C.ᵉ, à Famars.

Quoique ces manufacturiers ne figurent pas parmi les exposants, le jury départemental ne saurait passer sous silence les efforts qu'ils ont faits pour introduire dans la pratique de leur industrie tous les procédés nouveaux qu'ils ont jugés susceptibles d'une utile application. Dès les premiers pas de la sucrerie, les procédés de filtration par le noir animal en grains ont été expérimentés dans leurs usines. Plus tard, les procédés de clairçage méthodique de Schutzenbach ont été installés à Famars, qui est devenu en quelque sorte l'école expérimentale de la sucrerie du Nord. Enfin c'est encore chez MM. Harpignies, Blanquet et C.ᵉ qu'un mécanicien saxon, M. Seyrig, a pu mettre à exécution l'appareil à force centrifuge dont nous venons de parler. Ajoutons que, dans toutes les circonstances où les intérêts de l'industrie sucrière étaient menacés, soit dans les conseils généraux, soit dans les assemblées législatives, ces intérêts ont toujours trouvé dans M. Désiré Blanquet un éloquent interprète et un ardent défenseur. Le jury départemental aime à rendre cette justice à l'un des industriels dont s'honore le plus le département du Nord.

MM. Pruvost et Coudroy ont introduit dans quelques sucreries l'usage d'une presse à vapeur qui permet d'exprimer avec beaucoup de rapidité une grande partie du jus de la betterave, et qui permet de réduire le nombre des presses hydrauliques.

Enfin le système de dessiccation, après avoir subi en Allemagne de nombreuses alternatives de succès et de revers, a été importé en France par MM. Serret, Hamoir, Duquesne et C.ᵉ, et se trouve organisé sur une grande échelle à Marly et à Saultain. L'opinion n'est pas arrêtée encore sur l'avenir qui est réservé à ce système de fabrication, qui aurait l'avantage de donner de la continuité au travail intermittent de nos sucreries.

§ 2. RAFFINERIES.

Les raffineries les plus importantes du département sont les deux raffineries de MM. Bernard frères, à Lille, et celle de MM. Numa Grar et C.ᵉ, à Valenciennes, produisant chacune plus de 2 millons de kil. de sucre raffiné par an. Sept autres raffineries, la plupart d'origine récente, existent dans les arrondissements de Lille, de Valenciennes et de Douai; l'ensemble de la production de ces établissements peut être évalué à 12 millions de sucre raffiné. Quatorze fabriques de sucre raffinent leurs produits, qui entrent dans la consommation pour environ 8 millions de kilog., ce qui fait pour le département un chiffre total de 20 millions de kilog. de sucre raffiné.

Depuis vingt ans on a toujours considéré comme devant être d'un avantage immense, d'obtenir de premier jet du sucre raffiné vendable. Ce problème est résolu depuis longtemps, mais les avantages d'un système de travail dirigé vers ce but sont très-problématiques. En effet, la préoccupation première de la fabrication du sucre doit être de dégager le plus tôt et le plus complétement possible le sucre des matières étrangères qui l'accompagnent dans le suc de betteraves et qui tendent à l'altérer. C'est par cette séparation rapide qui permet de n'appliquer la dépense du noir animal et de la claire qu'à la matière utile, que les procédés d'épuration de Schutzenbach ont apporté une grande amélioration dans le raffinage, et cependant, loin de réduire à une seule, les deux opérations pour arriver au raffiné, ce procédé a intercalé entre la fabrication proprement dite et le raffinage, une troisième opération, l'épurage ou lavage des sucres par des claires.

Ce que l'on peut reprocher à ce procédé, c'est d'exiger la fonte d'une quantité de cristaux plus considérables que l'ancien procédé. Disons cependant que MM. Numa, Grar et C.ᵉ sont parvenus, en conservant à ce système tous ses autres avantages, à faire disparaître cet inconvénient par un ensemble d'opérations qui leur a permis de ramener cette quantité aux proportions anciennes, sinon de la réduire encore.

La méthode indiquée par M. Payen, pour l'essai des sucres, est aujourd'hui généralement employée par les raffineurs dans leurs achats de sucres bruts, et leur rend de grands services. Elle donne des résultats pratiques suffisamment exacts, et d'une constatation facile.

Signalons enfin comme ayant efficacement concouru au développement de nos raffineries, la création à Lille d'un entrepôt de sucres. Les mouvements auxquels cet utile établissement a donné lieu se trouvent consignés dans le tableau suivant :

MOIS.	QUANTITÉ DE KILOGRAMMES.		MOIS.	QUANTITÉ DE KILOGRAMMES.	
	ENTRÉES.	SORTIES.		ENTRÉES.	SORTIES.
1848. Janvier....	460,094	» »	Reprise...	849,105	» »
» Février....	307,631	25,683	1849. Janvier....	452,148	134,773
» Mars......	588,069	448	» Février....	415,656	153,706
» Avril......	369,944	68,271	» Mars......	615,544	297,907
» Mai......	249,485	» »	» Avril......	203,952	334,446
» Juin......	174,473	115,157	» Mai......	48,574	182,595
» Juillet.....	44,800	333,110			
» Août......	71,181	159,862		2,589,979	1,103,427
» Septembre.	60,060	471,639			
» Octobre...	61,800	483,656	Reste à la fin de mai...	1,486,552 kil.	
» Novembre..	347.402	402,953			
» Décembre .	421,015	246,097			
Totaux au 31 décembre..	3,155,951	2,306,846			

§ 3. DISTILLERIES.

La distillerie du grain est une des anciennes industries du pays; elle livre à la consommation le *genièvre*, dont l'usage est si général et dont le prix, de plus en plus modéré, tout en accusant un progrès, présente cependant l'inconvénient de développer des habitudes d'ivrognerie dans notre population ouvrière. Plus que l'usage de la bière, celui du genièvre engendre ce malheureux penchant et amène promptement l'ivresse. En envisageant ce résultat affligeant, l'on est naturellement conduit à regretter la précipitation avec laquelle l'impôt sur les boissons a été aboli, et à désirer que cet impôt soit rétabli sur des bases en harmonie avec les besoins réels de la population. Le jury croit devoir exprimer ce vœu, plus particulièrement en ce qui touche l'alcool.

Le tableau suivant donne le produit des distilleries du département du Nord, pendant la période des cinq dernières années.

ATION es ÉES.	LILLE.		VALENCIENNES.		CAMBRAI.		DOUAI.		AVESNES.		DUNKERQUE.		HAZEBROUCK.	
	Nombre de distilleries.	Alcool fabriqué.	Nombre de distilleries.	Alcool fabriqué.	Nombre de distilleries.	Alcool fabriqué.	Nombre de distilleries.	Alcool fabriqué.	Nombre de distilleries.	Alcool fabriqué.	Nombre de distilleries.	Alcool fabriqué.	Nombre de distilleries.	Alcool fabriqué.
1844	12	Lit. 11,260,78	18	10,827,72	3	1,529,77	9	2,879,38	5	203,64	6	2,503,83	»	»
1845	13	13,230,93	19	17,820,21	3	1,282,77	9	3,063,42	4	217,11	7	2,808,25	»	»
1846	13	13,435,93	22	21,880,12	3	1,766,35	10	4,133,94	5	298,28	6	2,407,09	»	»
1847	13	10,925,03	24	20,438,65	2	3,260,18	9	5,318,35	4	103,61	6	1,822,60	»	»
1848	15	15,235,14	21	25,481.54	2	3,272,12	9	5,602,14	4	87,68	6	1,883,62	»	»

L'on voit, d'après ce tableau, que le nombre de nos distilleries, stationnaire dans les arrondissements de Dunkerque et de Douai, a diminué dans les arrondissements de Cambrai et d'Avesnes; mais qu'une légère augmentation a eu lieu dans les arrondissements de Lille et de Valenciennes. En somme, il y a eu quatre distilleries de plus. Le produit total accuse un développement considérable du travail dans les arrondissements sucriers de Valenciennes, de Lille et de Douai; mais surtout dans celui de Valenciennes, dont le chiffre de 10,000 hectolitres en 1844, s'est élevé à

25,000 en 1848. C'est qu'il s'agit pour ces arrondissements de l'extension donnée à l'utilisation des mélasses de nos sucreries, utilisation qui, aujourd'hui, fait que la distillerie du Nord exerce une puissante influence sur le cours des alcools ; ce résultat n'est pas sans alarmer les contrées vinicoles, jusqu'alors presque exclusivement maîtresses de nos marchés. Si la distillation des mélasses augmente le nombre des adversaires de la sucrerie, nous y trouvons aussi des arguments puissants pour la défense de cette industrie. En effet, le grand reproche que l'on a fait à la betterave, c'est qu'elle est une plante épuisante et qu'elle occupe la place des céréales. En ce qui concerne le déplacement des céréales, il a été surabondamment démontré que la culture de la betterave, loin de diminuer la production du blé, l'a, au contraire, augmentée, en préparant la terre, dans les assolements, à des récoltes plus abondantes ; quant à l'épuisement du sol, nous pouvons affirmer qu'aucune plante industrielle n'enlève à l'agriculture moins d'engrais : contester ce fait, ce serait ignorer l'usage de la pulpe pour la nourriture des bestiaux, l'usage des écumes pour la fertilisation des terres. Et d'ailleurs, le développement de l'usage d'un aliment quelconque n'amène-t-il pas dans ce pays, où tous les engrais s'utilisent, le retour direct vers la terre des produits alimentaires que la terre a créés.

Il restait un argument, c'était l'enlèvement à la terre des sels de potasse et de soude que la betterave s'approprie en assez grande quantité. Mais à cette objection, les applications de la chimie ont donné une réponse. Il était réservé à un enfant du Nord d'apporter à la défense de la sucrerie un dernier argument, en démontrant que l'on pouvait retirer, avec profit, la potasse des résidus de la distillation des mélasses. M. Dubrunfaut, à qui la chimie manufacturière est redevable de nombreuses et importantes observations, a basé sur l'utilisation de ces résidus une industrie nouvelle et une industrie vraiment nationale, car elle a donné à la France une matière indispensable pour laquelle elle était jusqu'alors tributaire de l'Amérique et de la Russie. La création de la potasse indigène est pour M. Dubrunfaut un titre à la reconnaissance du pays ; et ce titre, le jury départemental du Nord est d'autant plus jaloux de le mettre en relief, qu'il appartient à un savant que recommandent d'ailleurs d'autres travaux d'une incontestable utilité, et plus particulièrement des applications de la chimie organique à la fermentation et à la distillation.

Ajoutons, pour compléter ce qui concerne l'industrie nouvelle de la distillation des mélasses de betteraves, et pour être justes envers tous, que ces opérations sont aujourd'hui exécutées avec une admirable perfection dans plusieurs établissements du département, à la tête desquels nous devons placer la grande usine de MM. Serret, Hamoir, Duquesne et C.ᵉ, dont le travail comprend la distillation de 25,000 kilogrammes de mélasses par jour et où de récents perfectionnements ont permis d'extraire des vinasses incinérées, outre le sulfate et le muriate de potasse, du carbonate de potasse plus pur que les plus belles qualités de l'Amérique, et qui alimente aujourd'hui le travail d'un grand nombre de nos savonneries. Ces fabricants, dont la grande variété de produits figurera honorablement à l'exposition, sont parvenus aussi à séparer des vinasses incinérées des sels de soude d'un titre qui approche de la pureté absolue.

§ 4. BRASSERIES, AMIDONNERIES, FÉCULERIES.

Nos brasseries du Nord n'ont pas notablement changé leurs procédés depuis de nombreuses années. Le travail est trop divisé pour permettre utilement l'application de tous les perfectionnements empruntés à la chimie et à la mécanique. Quelques améliorations ont été toutefois apportées à la construction des tourailles et au mode de chauffage. Par une interversion de ce qui se présente pour toutes les industries, l'arrondissement d'Hazebrouck, exclusivement agricole, présente un nombre de brasseries supérieur à celui de Lille, sans que cependant sa production s'élève au quart de ce que donne ce dernier arrondissement.

Voici le produit des brasseries du département pendant la période des cinq dernières années.

	LILLE.		VALENCIENNES.		CAMBRAI.		DOUAI.		AVESNES.		DUNKERQUE.		HAZEBROUCK.	
Nombre de brasseries.	Bière fabriquée.	Nombre de brasseries.	Bière fabriquée.	Nombre de brasseries.	Bière fabriquée.	Nombre de brasseries.	Bière fabriquée.	Nombre de brasseries.	Bière fabriquée.	Nombre de brasseries.	Bière fabriquée.	Nombre de brasseries.	Bière fabriquée.
44	96	403,561,60	141	274,218,84	157	351,499,00	81	137,496,36	145	256,803,46	91	105,235,82	100	85,433,89
45	95	410,201,82	139	275,432,61	156	360,477,39	78	138,986,61	151	260.982,92	89	101,242,30	79	84,611,10
46	94	405,268,13	141	293,061,70	158	384,699,05	80	142,511,54	153	279,665,45	88	102,379,25	97	82,498,50
47	90	362,728,09	141	282,698,77	150	334,032,01	79	134,616.03	154	245.275,31	88	93,769,44	98	77,411,68
48	92	363.270.68	43	290,092,27	156	312,462.68	79	134,616,03	154	237,364,71	87	103,002,89	96	84,291.18

Il nous reste peu à ajouter concernant nos amidonneries et nos féculeries, ces utiles annexes de nos exploitations agricoles. Aucune de nos amidonneries n'a encore adopté les procédés de M. Martin, de Vervins, concernant la séparation du gluten. Nos féculeries ont beaucoup souffert de l'invasion de la maladie des pommes de terre. Une seule, celle de M Édouard Desfontaine, l'un de nos exposants, s'est livrée à la fabrication des glucoses. Plusieurs féculeries préparent de la dextrine ou amidon soluble par la torréfaction avec ou sans l'auxiliaire d'acide nitrique.

Ajoutons à ce tableau de nos productions agricoles quelques considérations sur l'une des plus importantes et la plus ancienne de nos industries, celle des huiles.

§ 5. HUILES.

La fabrication des huiles de graines n'a éprouvé aucun changement notable dans ses conditions d'existence depuis 1844. Les débris de nombreuses fabriques ruinées ont servi à l'organisation de deux nouveaux établissements, l'un à Cambrai, l'autre à Marcq, près Lille. Quelques moulins à eau, aux environs de Douai, ont cessé d'être affectés à la fabrication des huiles, et beaucoup de moulins à vent ont été démolis. C'est dire que la fabrication des huiles est toujours dans une situation précaire. Cet état de déclin de l'industrie des huiles tient à la diminution de l'importation des graines de lin. Aujourd'hui le travail, presque limité à notre récolte, n'a d'activité que pendant quelques mois, et cette intermittence est une condition des plus fâcheuses pour les grandes usines.

L'emploi des tourteaux de colza et d'œillette prend tous les jours de l'extension dans le Nord et le Pas-de-Calais, sans que ce développement ait eu lieu par une forte baisse dans les prix. Nos prix sont aussi élevés qu'en Belgique, constatons même que dans ces derniers temps un chargement de tourteaux belges a été livré à la consommation française. Le tourteau est devenu une nécessité dans nos habitudes de culture; nos récoltes de graines ont été bonnes depuis 1845 et le tourteau n'a pas fait défaut à nos cultivateurs; il n'en serait plus ainsi si la récolte venait à manquer. Après tout, la question des tourteaux ne saurait dominer la question de la culture et servir de chef d'accusation contre la loi du 9 juin 1845.

§ 6. LINS, HOUBLONS, TABACS.

Nous constatons avec regret que notre belle culture du lin tend à décroître tous les jours davantage par suite de l'approvisionnement presqu'exclusif de nos filatures en lins de Russie. Il serait à désirer qu'une protection suffisante de l'industrie de la filature du lin pût permettre à nos établissements de s'adresser à nos propres cultures pour une plus grande partie de leurs matières premières. Il ne faut pas perdre de vue que l'industrie linière n'aura réalisé pour la France tous les avantages qu'elle peut lui promettre, que le jour où elle empruntera au sol français ses lins bruts. A l'expiration prochaine du traité qui nous lie avec la Belgique, l'intérêt de l'agriculture pourra être mieux sauvegardé.

Il est une production agricole qui mérite les plus grands encouragements dans le département du Nord, c'est celle des houblons. Cette culture, exceptionnelle dans l'arrondissement de Lille, a pris de l'extension dans celui d'Hazebrouck, et peut devenir pour cet arrondissement une source de grande prospérité. Nos cultures donnent des produits qui se rapprochent des belles qualités de Poperingues ; un peu d'esprit d'entreprise, quelques améliorations dans les conditions de conservation, et ces résultats seront atteints. Un certain encombrement qui s'est manifesté dans ces derniers temps a déterminé une forte dépréciation dans les prix.

Voici le relevé de notre production de tabacs depuis la dernière exposition. Notre culture pour l'exportation, quoique très-restreinte encore, accuse la bonne qualité des tabacs indigènes du Nord.

DÉSIGNATION des années.	CULTURE POUR L'ÉTAT.			CULTURE POUR L'EXPORTATION.		OBSERVATIONS.
	Quantité de terre cultivée. Hect. ares cent.	Quantité de kilogrammes livrés.	Sommes payées par l'État.	Quantité de terre cultivée. Hect. ar. cent.	Quantités de kilogram.es exportés.	
1844.	1,180 19 81	3,774,890	2,934,461 97	5 03 84	17.435	Cette année (1844) a été d'une abondance si extraordinaire que le rendement de l'hectar a dépassé d'un quart les années ordinaires.
1845.	1,113 88 39	2,851,413	1,933,857 85	1 35 25	3,019	
1846.	905 58 59	2,447,010	1,979,740 10	2 92 66	6,145	
1847.	794 98 97	2,176,854	1,670,747 21	6 49 28	17,314	
1848.	798 29 07	2,513,247	1,928,196 71	3 83 45	» »	La récolte de 1848, destinée à l'exportat on, n'est pas encore entièrement livrée au commerce.
	4,792h. 93a. 31 c.	13,773,414k.	10,457,003f 84c	20h. 54a. 08c.	43,913k.	

10.

Le tableau suivant donne l'importance des travaux de la manufacture nationale établie dans la ville de Lille, et dont la direction est confiée à M. Roucher.

	1844.	1845.	1846.	1847.	1848.	TOTAL.
Tabacs en poudre..	544,345	571,737	554,244	535,453	502,615	2,708,394
Id. rôles.......	44,516	40,457	47,740	39,284	37,205	209,202
Id. à fumer....	2,902,522	3,032,637	3,086,687	3,019,843	2,896,230	14,937,919
	3,491,383	3,644,831	3,688,671	3,594,580	3,436,050	17,855,515

Moyenne d'une année. 3,571,103

II.

MINES, MÉTALLURGIE, PRODUITS CHIMIQUES.

§ 1. HOUILLE.

L'extraction des houilles occupe une place importante dans l'industrie du département du Nord ; son développement a été en quelque sorte le précurseur du développement de l'industrie générale, et l'on peut dire qu'elle en est encore aujourd'hui le principal élément de succès. L'intérêt qui s'y rattache a inspiré à un savant plein d'ardeur et de dévoûment, M. Edouard Grar, de Valenciennes, l'heureuse pensée de faire l'histoire des houillères du Nord de la France. Deux volumes in-4.º ont déjà paru et seront bientôt suivis d'un troisième ; dire ce que cet ouvrage renferme de documents intéressants, ce qu'il a fallu de recherches historiques pour les rassembler et de résolution pour l'entreprendre, c'est faire l'éloge de l'auteur. Président de la Société d'Agriculture de Valenciennes, M. Edouard Grar a déjà été, en 1844, félicité par le jury départemental pour le concours actif et éclairé qu'il a prêté à la défense de l'industrie sucrière.

Nous extrayons de son ouvrage les quelques faits suivants, concernant notre industrie houillère, en y joignant quelques documents officiels que nous devons à l'obligeance de M. Comte, ingénieur des mines.

La première découverte de houille eut lieu à Fresnes et remonte à 1720. En 1734, la houille grasse fut découverte à Anzin, par la compagnie Desaudrouin, Taffin et Mathieu, à qui l'on doit aussi l'invention du cuvelage et l'introduction de la première machine à vapeur en France. En 1757, par suite d'une transaction entre diverses compagnies rivales, la compagnie d'Anzin prit naissance. En 1790, cette compagnie employait 4,000 ouvriers à extraire annuellement 3,730,000 quintaux métriques de houille. De 1734 à 1790 une foule de compagnies de recherches engloutirent des capitaux considérables; la houille fut trouvée à Aniche, à Saint-Saulve, à Notre-Dame-aux-Bois et à Forest. Aniche seul fut l'objet d'une exploitation régulière, mais peu profitable.

Lors de la révolution, en 1792, les Autrichiens détruisirent en partie nos établissements houillers. Après la tourmente de 93, l'exploitation eut lieu au nom de l'Etat; mais bientôt elle passa de nouveau à une compagnie de capitalistes, la compagnie actuelle des mines d'Anzin. Le Gouvernement reconnut à cette compagnie quatre concessions, celle de Fresnes, celle de Raismes, celle d'Anzin et celle de Vieux-Condé. De 1790 à 1800, la production de cette compagnie s'est réduite de 3,750,000, à 2,200,000. En 1830, nous la trouvons de 4 millions; de 6 en 1840, et de 8,852,356 en 1847. L'extraction s'opère aujourd'hui au moyen de 56 puits, munis de 53 machines d'une force totale de 1,403 chevaux, et à l'aide de 7,000 ouvriers, dont 6,000 employés aux fosses et 1,000 dans les chantiers de la compagnie.

Son administration, qui peut servir de modèle à une administration publique, est confiée à l'un de ses régisseurs, M. Lebret. La direction de tous les travaux appartient à M. Blavier, qui a rempli longtemps les fonctions d'ingénieur en chef des mines de la circonscription du Nord.

Deux concessions nouvelles, celles d'Odomez et de Denain, avaient été accordées à cette compagnie en 1831 et 1832.

La compagnie d'Aniche, peu développée et peu prospère, ne produisait guère encore en 1840 que 200,000 quintaux métriques de houille; elle en donnait 600,000 en 1845, 800,000 environ en 1846, et 960,000 en 1847. Elle est en voie de progrès depuis qu'elle appartient à une compagnie nouvelle qui en a confié la direction à M. Lefrançois, en qualité d'agent général.

Les découvertes récemment faites à l'Escarpelle promettent à la compagnie d'Aniche un très-long avenir; elle est en effet assurée de trouver du charbon sur une étendue de 12 kilomètres environ, qui n'avait pas encore été explorée.

En 1832, le Gouvernement accorda des concessions à deux nouvelles compagnies, celles de Douchy et de Bruille.

Les premiers travaux de la compagnie de Douchy furent suivis de peu de succès.

En février 1833, ses actions, 1/26, avaient de la peine à se vendre 2,230 fr.; mais bientôt l'engouement s'empara de ces valeurs, et en janvier 1834 l'action valait 300,000 fr.; ce qui avait occasionné cette hausse incroyable, on ne saurait trop le dire, car on ne trouva de houille à Rœulx, près Lourches, où la compagnie s'établit, qu'en mars 1834. Cette impulsion de hausse des actions fut suivie de loin par la compagnie de Bruille, et développa cette fièvre de spéculation à jamais déplorable, et dont les effets furent si désastreux.

De toutes les compagnies qui se formèrent alors, quatre subsistent : celles de Douchy, de Vicoigne, de Fresnes-Midi et d'Azincourt. Celles de Bruille et de Marly trouvèrent bien de la houille, mais furent obligées d'abandonner leurs travaux.

Sous l'intelligente direction de M. Ch. Mathieu, l'exploitation de la compagnie de Douchy se développa rapidement. En 1836, l'extraction donnait déjà près de 1 million de quintaux métriques de houille. Ce chiffre s'élève aujourd'hui à 1,625,000.

La concession de Vicoigne, accordée en 1841 seulement, donnait déjà en 1840 345,000 quintaux métriques de charbon; elle en donne aujourd'hui 774,000

La compagnie de Fresnes-Midi, formée par la réunion des trois compagnies concessionnaires de Thivencelles, d'Escaupont et de Saint-Aybert, et qui produisait en 1840 moins de 15,000 quintaux métriques de houille maigre, en produit aujourd'hui 120,000. La concession d'Escaupont est seule exploitée.

La compagnie d'Azincourt, limitée en 1840 à une production de 86,000 quintaux métriques de houille, produit aujourd'hui 400,000 quintaux.

En résumé, il y a dans le bassin de Valenciennes douze concessions exploitées et 6 compagnies exploitantes, sur une étendue de 427 kilom. 383 mètres carrés.

Les deux tableaux suivants présentent le développement successif de notre extraction et son importance en 1847. Tout porte à croire que le mouvement progressif jusqu'en 1847 ne se serait pas arrêté là, malgré l'introduction toujours croissante de la houille belge, sans la crise de 1848, qui a considérablement réduit la consommation, et, par suite, la production, tout en avilissant les prix.

Produit des mines de houille du département du Nord.

Vers	1790	— 3,790,000	quintaux métriques.
Vers	1800	— 2,400,000	id.
En	1810	— 2,318,382	id.
En	1820	— 2,386,792	id.
En	1830	— 3,238,378	id.
En	1840	— 8,368,090	id.
En	1843	— 8,577,830	id.
En	1844	— 9,271,763	id.
En	1845	— 9,458,027	id.
En	1846	— 10,391,726	id.
En	1847	— 12,466,513	id.

Les renseignements pour 1848 ne sont pas encore réunis ; la production paraît devoir être des 2/3 seulement de celle de 1847.

Produit des mines de houille du département du Nord en 1847.

SOCIÉTÉS CONCESSIONNAIRES.	NOMS des CONCESSIONS.	HOUILLE EXTRAITE, en quintaux métriques.			PRIX MOYEN du QUINTAL MÉTRIQUE.	VALEUR TOTALE des PRODUITS.	NOMBRE D'OUVRIERS.	NOMBRE DES PUITS.	NOMBRE des machines À VAPEUR.	FORCE (en chevaux) des machines.	ÉTENDUE des concessions en kilomètres carrés.
		GRASSE.	DEMI-GRASSE.	MAIGRE.							
Compagnie d'Anzin.	Anzin	5,087,214	»	»	1f. 278	6,501,770f. 46	3,282	31	31	762	118,518
	Dena n	294,243	»	»	1 276	375,622 63	277	1	1	16	13,437
	Raismes	576,712	912,790	»	1 227 grasse / 1 163 d-grasse	707,777 19 / 1,061,069 94	1,311	7	7	224	48,197
	Odomez	»	»	181,124	1 08	195,777 58	111	7	1	12	3,160
	Vieux-Condé	»	»	1,095,996	1 06	1,164,213 89	852	10	8	218	39,064
	Fresnes	»	»	404,947	1 04	423,327 58	505	6	5	171	20,148
Société de Vicoigne.	Vicoigne	»	»	773,940	1 10	852,204 08	446	4	5	170	13,200
— d'Azincourt.	Azincourt	400,383	»	»	1 065	426,761 33	463	3	3	105	8,700
— de Douchy.	Douchy	1,624,855	»	»	1 195	1,942,179 50	1,111	7	8	169	34,192
— d'Aniche.	Aniche	198,784	769,468	»	1 000 grasse / 0 944 d-grasse	198,784 40 / 718,920 25	1,082	6	7	256	118,508
— de Thivencelles et de Fresnes-Midi.	Escaupont	»	»	119,539	0 946	113,119 90	201	1	2	85	1,100
Société de Vicoigne	Château-l'Abbaye	»	»	34,790	1 00	35,034 64	27	1	2	42	9,160
— des Canonniers de Lille	Pas encore de concession	»	»	1,398	1 111	1,554 00	40	1	3	200	»
»	»	8,182,221	1,673,258	2,611,034	1f. 180	14,718,207 30	9,708	79	83	2,430	427,383

12,460,513.

Deux compagnies de recherches méritent d'être citées.

La compagnie dite *des Canonniers de Lille* qui poursuit depuis de longues années et avec une louable persévérance, des travaux qui malheureusement n'ont encore abouti qu'à la rencontre de trois couches peu épaisses et peu régulières de houille maigre ; la fosse de Marchiennes que cette compagnie a fait ouvrir ne paraît pas destinée à l'indemniser des dépenses considérables qu'elle a faites.

La compagnie *de la Scarpe* dont le siége est à Cambrai, a été plus heureuse; c'est un fait de la plus haute importance que la découverte par cette compagnie du terrain houiller à l'ouest de la commune d'Aniche. Par suite une fosse a été entreprise en 1848, près du fort de Scarpe, et poussée avec la plus grande activité : on vient d'y rencontrer le terrain houiller à la profondeur de 154 mètres. Quelques mètres plus bas on a percé une couche de houille demi-grasse. Les rochers qui accompagnent le charbon ont un aspect très-satisfaisant. Il parait probable qu'on a enfin découvert le prolongement vers l'ouest de la bande houillère. Cette bande ne peut pas s'interrompre brusquement ; il y a lieu de la chercher plus au couchant encore, c'est ce que font deux sociétés différentes établies dans le Pas-de-Calais, aux environs de Carvin.

L'influence des établissements houillers sur l'accroissement de la population est une chose à noter. Il y avait :

A Anzin,	en 1699, 221 hab.	En 1788, 2,982.	En 1846,	4,422.
A Fresnes,	— 248 —	— 1,875.	—	4,544.
A Vieux-Condé,	— — —	— 1,316.	—	4,595.
A Denain,	— — —	En 1831, 1,601.	—	7,272.
A Lourches,	— — —	En 1836, 739.	—	3,036.

L'influence des établissements houillers est également remarquable au point de vue du salaire des ouvriers. Ce salaire augmente alors même que le bénéfice de l'exploitant est stationnaire ou même diminué.

Ainsi un bon ouvrier mineur gagnait en 1790, 1 fr. 67 cent. en douze heures de travail, et peut gagner aujourd'hui 3 fr. 30 cent. en huit heures. La moyenne du salaire journalier de l'ouvrier, tant au jour qu'au fond, enfants compris, était en 1790 de 0 fr. 90 cent.; il est aujourd'hui de 1 fr. 66 cent.

En 1790 la Compagnie d'Anzin payait en salaires annuels, pour 4,000 ouvriers, 1,080,000 fr.; elle paie aujourd'hui, à 7,000 ouvriers,

3,500,000 fr. Cependant les actionnaires d'Anzin se partageaient en 1790 1,200,000 fr. de bénéfices annuels, et aujourd'hui avec un capital employé infiniment plus considérable, ils se partagent en moyenne environ 1,800,000 fr. Ainsi, avec des bénéfices moindres, eu égard au capital, avec des produits doubles, le nombre des ouvriers employés n'est augmenté que dans la proportion de 1 à 1 3/4, tandis que la somme des salaires s'est accrue dans la proportion de 1 à 3 1/2.

§ 2. INDUSTRIE SIDÉRURGIQUE.

Nous avons à tracer une des pages les plus significatives en faveur de l'incessante activité du génie industriel du Nord. C'est celle qui concerne la grande et belle industrie du fer. Nous pourrions nous borner à laisser le jury central sous l'impression des admirables productions de notre industrie métallurgique qui figurent à l'exposition; de ce portique en fonte, de ces plaques tournantes, de ces tôles d'une si grande étendue, de ces pièces de forge d'une dimension inusitée et qui accusent de bien grandes difficultés vaincues; de ces belles machines à vapeur où le perfectionnement a marché de pair avec l'abaissement du prix; enfin, de cette variété infinie d'objets de grande quincaillerie où l'esprit se perd dans les innombrables applications de la mécanique.

Le jury a voulu cependant ajouter à ces témoignages vivants de nos progrès quelques renseignements statistiques pour lesquels il a dû faire appel à l'obligeance de nos ingénieurs des mines qui exercent, à de certains points de vue, un contrôle administratif sur nos établissements métallurgiques.

Disons que MM. Baudousquié, ingénieur en chef du département; Comte, ingénieur de l'arrondissement de Valenciennes, et Meugy, ingénieur de l'arrondissement d'Avesnes, ont mis le plus grand empressement à faciliter la tâche du rapporteur du jury.

Fabrication de la fonte.

| Années | PRODUCTION. | | | | MOULAGE DE LA FONTE. | | | | |
| | Arrondissement d'Avesnes. | | Arrondissement de Valenciennes. | TOTAL. | EN 1.re FUSION. | | EN 2.e FUSION. | | TOTAL. |
	2 hauts-fourneaux au charbon de bois.	8 hauts-fourneaux au coke.	2 hauts-fourneaux au coke.		Arrondissement d'Avesnes.	Arrondissement de Valenciennes.	Arrondissement d'Avesnes.	Arrondissement de Valenciennes.	
1843	10,955	83,658	44,215	138,828	10,162	1,266	55,060	18,590	85,078
1844	9,906	111,716	47,093	168,715	15,215	1,000	102,979	18,266	137,460
1845	10,773	104,817	91,154	206 744	16,665	4,118	107,723	33,102	161,608
1846	10,818	154,831	190,915	266,564	23,721	1,187	125,123	43,784	193,815
1847	10,303	174,464	101,184	285,951	21,855	1,095	199,755	56,320	219,025

Les hauts-fourneaux au bois, établis dans le canton de Trélon, doivent nécessairement rester stationnaires en présence du développement qu'a pris l'industrie du fer au coke ; ils ne peuvent alimenter que quelques forges, usines ou fabriques de poteries de fer.

L'arrondissement d'Avesnes doit à notre honorable vice-président M. Dumont, le grand essor de son industrie métallurgique. Ses recherches minerais de fer, poursuivies avec une louable persévérance pendant quatre à cinq ans, ont été couronnées de succès. Son exemple a été bientôt suivi et a amené successivement la construction des importants hauts-fourneaux de Douzies-lez-Maubeuge, ceux d'Aulnoye et d'Hautmont.

L'établissement de M. Dumont, à Ferrière-la-Grande, créé en 1831, se compose de deux hauts-fourneaux avec laminoirs pour tôles et fers marchands. Il produit annuellement dans une situation normale 6,000 tonnes de fonte, et 5,000 tonnes de tôle et fers divers.

La société de Montataire, propriétaire de l'usine d'Aulnoye-lez-Berlaimont depuis 1845, a fait construire un deuxième haut-fourneau qui a été terminé en 1847.

Deux nouveaux hauts-fourneaux ont aussi été créés en 1846 et 1847 à Douzies, et ont permis à cette usine de prendre une large part au développement considérable donné depuis 3 ou 4 ans aux grands travaux publics.

11

On compte maintenant dans le bassin de la Sambre 10 hauts-fourneaux, dont 4 à Douzies, 2 à Ferrière-la-Grande, 2 à Aulnoye, 1 à Hautmont, 1 à Sars-Poteries.

Dans l'arrondissement de Valenciennes, la fabrication de la fonte n'a lieu qu'au coke et à l'usine de Denain seulement. Un seul fourneau existait en 1843, un deuxième a été allumé dans le courant de 1844. L'accroissement de la production de Denain eût été bien plus considérable sans les événements politiques. On avait en effet, dès 1845, commencé la construction d'un troisième haut-fourneau qui n'est pas encore en roulement, quoique muni de sa machine soufflante.

La société, formée pour l'exploitation des usines de Denain et d'Anzin, avait aussi, avant la révolution, élevé à Anzin deux hauts-fourneaux dont l'installation n'a pas été terminée.

On avait compté, pour alimenter ces divers hauts-fourneaux, sur le fer carbonaté du terrain houiller, et on s'était livré, pour l'exploitation de ce minerai, à des essais qui, sans être bien décisifs, avaient produit un certain résultat.

En 1847 on avait tiré des fosses de Vieux-Condé et de Denain 39,765 quintaux métriques de minerai. Ce poids pouvait être augmenté dans une proportion assez considérable, mais, vu le prix élevé du minerai et les circonstances présentes de l'industrie, l'exploitation a été tout-à-fait suspendue.

L'augmentation de la production de la fonte de moulage en deuxième fusion, dans l'arrondissement de Valenciennes, est due principalement aux usines de Denain et de Blanc-Misseron. Cette dernière, qui a commencé à marcher en 1844, est un établissement belge transporté sur le territoire français.

Fabrication du fer.

ANNÉES.	Arondissement d'Avesnes.			Arrondissement de Valenciennes.	TOTAL en quintaux métriques.
	Forges comtoises au charbon de bois.	Méthode champenoise.	Méthode anglaise.	Méthode anglaise.	
1843	15,602	5,635	2,558	135,660	159,455
1844	14,100	5,420	17,805	180,934	218,259
1845	14,100	5,300	63,915	192,945	276,260
1846	12,563	5,280	85,495	208,616	411,954
1847	11,345	6,160	176,564	297,264	491,333

Nos petites forges comtoises donnent des fers de qualité supérieure et emploient principalement de la fonte belge ; ces fers sont consommés en grande partie dans le département et alimentent les fonderies de Cousolre et les platineries de Villers-sire-Nicole et de Bettrechies. Ces forges, de même que celles qui travaillent par la méthode champenoise, sont stationnaires; elles tendent même à diminuer en présence des progrès des grands laminoirs à l'anglaise.

Les usines de Ferrière, Maubeuge et Hautmont ont pris depuis quelques années une extension considérable; leur production en 1847 a été à peu près triple de ce qu'elle était en 1845. On y compte aujourd'hui 40 fours à puddler et 17 fours à réchauffer. M. Leclercq, propriétaire du laminoir de Maubeuge, a fait, en 1848, de nouvelles constructions qui tendent à doubler son usine. Il pourra alors y consommer en vingt-quatre heures 70,000 kilog. de fonte.

L'arrondissement de Valenciennes ne fabrique que du fer à la houille; on a bien monté à Denain une forge d'affinerie au charbon de bois qui fonctionne depuis 1845, mais qui ne fait qu'affiner la fonte. On produit simplement des masciaux qui, après avoir été martelés, passent au four à réverbère de chaufferie ordinaire, et ensuite au laminoir, pour produire des tôles de qualité supérieure.

L'extension qu'a prise cette fabrication depuis 1844 est due, pour une certaine part, au laminoir de Blanc-Misseron, mais surtout au développement des forges de Denain et d'Anzin. Cette dernière, depuis qu'elle appartient à une puissante société, a reçu de nombreuses additions tant en feux qu'en appareils mécaniques ; sa production dépassait à peine autrefois 30,000 quintaux métriques ; elle a été portée en 1847 à 100,000 et eût de beaucoup dépassé ce chiffre sans les événements politiques.

Les autres forges de l'arrondissement de Valenciennes ont toutes reçu quelques accroissements plus ou moins importants. La fabrication du fer au moyen de riblons a été établie dans l'atelier de MM. Derosne et Cail, à Denain, dans la clouterie mécanique de Valenciennes et au chantier des mines d'Anzin; mais elle n'est en activité que depuis 1847.

Dans toutes nos grandes forges, excepté celle de Trith-St.-Léger, les chaudières sont chauffées par les flammes perdues des fours; à Trith même on monte aujourd'hui ce mode de chauffage qu'on avait jusqu'ici hésité à adopter.

La fabrication des rails entre pour une part importante dans le développement de notre production de fer. En 1843 l'arrondissement de Valenciennes avait fourni 24,780 quintaux métriques de rails; en 1847 les forges de Denain et d'Anzin en ont livré 147,931 quintaux aux chemins de fer de Paris en Belgique, d'Amiens à Boulogne, et surtout de Paris à Strasbourg. Les deux forges sont montées aujourd'hui pour produire 250,000 quintaux métriques de fer, mais leurs travaux sont bien peu actifs.

En résumé tous nos établissements métallurgiques souffrent beaucoup du ralentissement des grands travaux publics.

Acier.

L'aciérie Milourd a fait des progès sensibles depuis 1846; on y a construit des fourneaux à vent pour fondre l'acier, de sorte qu'on y fabrique actuellement des limes fines en acier fondu. On cémente annuellement dans cette aciérie 60,000 kilog. de fer brut, dont la plus grande partie est tirée de Suède. En 1847, 41,500 kilog. d'acier ordinaire et d'acier fondu ont été convertis en limes et en râpes.

La forge comtoise de Glageon a été transformée en aciérie dans le courant de l'année 1846, cette usine n'a encore marché que quelques mois. Enfin l'on a construit à St-Amand, en 1845, un four de cémentation et une forge d'affinerie pour l'étirage de l'acier brut ; ces appareils souvent en chômage n'ont encore donné que des produits insignifiants.

Élaboration du fer.

Ces dernières années ont été marquées par la création, à Denain, du vaste atelier de chaudronnerie et de forgerie de MM. Derosne et Cail. On y a construit un très-grand nombre de locomotives pour les chemins de fer du Nord, de Lyon et de Strasbourg. Il en est sorti aussi quelques coques de navire en tôle. Pour la construction de ces coques, l'établissement de Denain est heureusement situé; il est à portée de la houille et du fer, en communication avec la mer par des voies commodes, et son chantier peut s'étendre sur une surface considérable de terrain.

Les environs de Douai se sont aussi enrichis d'un grand atelier de construction : MM. Pruvost et Coudroy, à qui cette création est due, sont des élèves et d'anciens directeurs de travaux de M. Hallette, d'Arras, de ce grand industriel tombé comme pour servir de témoignage des nombreux écueils qui entourent la carrière industrielle, dont les bénéfices sont si souvent exagérés dans des appréciations superficielles.

MM. Pruvost et Coudroy déploient une grande activité, et se sont appliqués à desservir les besoins des nombreuses fabriques de sucre qui les avoisinent, et où ils ont été assez heureux pour apporter quelques perfectionnements mécaniques.

A Moulin–Lille, MM. Legavrian et Farinaux ont organisé un important atelier dont les travaux ont été en partie paralysés dès leur ouverture par les événements politiques. M. Legavrian est un industriel courageux, chez qui l'instruction est développée, et auquel l'industrie n'a pas encore payé les améliorations dont elle lui est redevable. Nous signalerons encore, comme de création récente, l'atelier de construction et d'ajustage de M. Hurtrel, aux portes de Lille.

Au nombre de nos grands ateliers, destinés à la construction des machines à vapeur, se place toujours, dans un rang très-honorable, l'usine de M. Boyer, à Lille. C'est un des constructeurs le plus en faveur, et cette faveur est justifiée par le bon service de toutes les machines qui sont sorties de ses mains.

La grande chaudronnerie est faite avec beaucoup de succès par MM. Fontaine frères, qui ont créé à La Madeleine une succursale de leur établissement de Lille.

Nous ne pouvons rien ajouter concernant les travaux de l'importante fonderie nationale de canons, à Douai; des scrupules administratifs n'ayant pas permis que des renseignements demandés par le rapporteur du jury lui fussent communiqués.

§ 3. PRODUITS CHIMIQUES.

La fabrication des produits chimiques a pris un grand développement dans le département depuis la dernière exposition ; comme celle des machines à vapeur, elle est en quelque sorte le thermomètre du mouvement industriel général.

En tête de cette fabrication se placent les grands établissements de Loos et de La Madeleine, dont les moyens de production sont des plus considérables. La capacité des chambres de plomb qui y sont installées permet de brûler 1,000,000 de kilog. de soufre par an, ce qui admet une production d'environ 3,000,000 de kilog. d'acide sulfurique. A la fabrication d'acide sulfurique se trouvent joints dans ces usines, des soudières, une fabrique de noir animal, la plus importante qui existe en France, et qui, en une seule année, a déjà produit 10,000,000 de kilog. de noir animal, tant en noir neuf qu'en noir fin, noir vivifié et noir d'ivoire ; la production simultanée d'acide muriatique et du gaz ammoniacal résultant de la calcination des os, a donné lieu, dans l'usine de Loos, à la création d'une industrie nouvelle, celle des engrais artificiels. Dans leur confection entrent également les résidus acides obtenus dans la fabrication de la gélatine d'os et les eaux ammoniacales des usines à gaz de Lille et des environs. Ces engrais ont reçu le meilleur accueil de nos cultivateurs ; leur action sur la culture des plantes herbacées, et surtout des tabacs, est des plus remarquables.

Depuis 1843, les prairies qui entourent l'établissement de Loos ont servi de champ d'expérimentation et ont permis d'éclaircir pratiquement quelques points importants de la théorie des engrais.

Récemment, il a été joint aux verreries d'Aniche une fabrique de produits chimiques spécialement destinée à obtenir le sulfate de soude, qui sert de fondant pour la production du verre à vitre. Cette fabrique livre au commerce environ 800,000 kilog. d'acide muriatique par an.

Enfin, nous avons signalé déjà la production dans le département, et en particulier dans l'arrondissement de Valenciennes, d'énormes quantités de sels de potasse et de soude provenant de nos distilleries de mélasse. Les carbonates de potasse et de soude de ces usines commencent à occuper une place importante dans la consommation de ces alcalis.

Il ne reste dans le département qu'un seul salpétrier commissionné par le Gouvernement ; il livre annuellement 100,000 kilog. de salpêtre brut à la raffinerie nationale de Lille.

Cet établissement sous la direction de l'administration de la guerre a présenté, dans sa production depuis 1844, les variations suivantes :
1844, 152,130 kilog. ; 1845, 109,590 kilog. ; 1846, 167,765 kilog.; 1847, 243,340 kilog; en 1848, cette production s'est élevée à 236,630 kilog. Tels sont les chiffres que M. le commissaire des poudres et salpêtres a bien voulu communiquer au jury.

Les salpêtres raffinés à Lille sont destinés aux approvisionnements des poudrières d'Esquerdes et de Saint-Ponce.

Les usines à gaz de Douai et de Roubaix, où se trouvent appliqués les ingénieux procédés d'épuration de M. Mallet, livrent aux aluneries du sulfate d'ammoniaque, et au commerce général un peu de muriate.

La fabrication de la céruse a conservé dans l'arrondissement de Lille toute son importance. Le nombre des fabriques ne s'est augmenté que d'une seule depuis l'exposition de 1844; mais cette période a été signalée par le développement des travaux de toutes les usines anciennes jusqu'au mois de février 1848, et par un abaissement progressif du prix de la céruse. Nos sept fabriques livrent actuellement au commerce 4,500,000 kilog. de céruse ; dans ce chiffre , une seule , située à Moulin-Lille, entre pour 1,750,000 kilog.

Pour faire apprécier les progrès accomplis dans cette fabrication depuis vingt-cinq ans, il suffira de comparer les prix moyens de la céruse aux prix du plomb à ces diverses époques.

	En 1825	1830	1835	1840	1845	1848
Prix moyen de la céruse 1.re qualité à Lille......	105 fr.	81 fr.	76 fr.	68 fr.	69 fr.	67 fr.
Prix moyen du plomb....	65	44 50	48	53	54 50	53 50
Différence	40	39 50	28	15	44 50	13 50

Ainsi, la différence entre le prix du plomb et celui de la céruse de 40 fr. en 1825, s'est réduite à 13,50 en 1848. Et certes ce progrès ne se serait pas accompli si le marché français n'avait été dans l'origine l'objet d'une protection élevée contre l'invasion des céruses de Hollande.

Les vues d'économie n'ont pas seules présidé aux perfectionnements apportés à la fabrication de la céruse; des vues humanitaires y ont puissamment concouru. Le jury départemental de 1844 a signalé les efforts faits dans cette direction par MM. Th. Lefebvre et C.ᵉ, et ses recommandations en faveur de ces industriels n'ont pas été stériles. Depuis lors ces manufacturiers ont fait de grands efforts pour justifier la distinction élevée dont ils ont été l'objet. De nouvelles améliorations ont été apportées dans l'organisation de leurs travaux; la trituration par des meules horizontales bien enveloppées a été substituée à celle par meules verticales à l'air libre; de vastes ateliers parfaitement aérés ont été construits et ont placé l'exercice de cette industrie dans des conditions hygiéniques infiniment meilleures, circonstance importante dans la lutte qui est à la veille de s'établir entre la céruse et le blanc de zinc.

§ 4. VERRERIES.

Parmi les industries chimiques du département, la verrerie occupe une place fort importante; elle y est appelée par la grande consommation locale, par la proximité de la Champagne, et en particulier par l'existence de nos dépôts houillers.

En 1844, le jury accusait l'existence dans le département de 10 fours de verre à vitre, de 12 fours de verre à bouteille et de 3 fours de verre de gobeletterie. La production annuelle du verre à vitre était évaluée à 2,500,000 fr., celle du verre à bouteille à 1,500,000 fr., et celle de la gobeletterie à 500,000 fr.; ensemble 4,500,000 fr. Cet état de production s'était maintenu, et s'était même un peu développé lorsqu'arriva la crise de 1848, qui réduisit au chômage les deux tiers de nos fours. Il est peu d'industries qui aient éprouvé, des événements politiques, un contre-coup aussi fatal. Nos verriers ne se décident encore qu'avec hésitation à rallumer leurs feux, tant les prix ont été avilis par des réalisations forcées et l'encombrement des magasins. Cet état de choses que l'on eût évité en appliquant à cette industrie les primes à la sortie consenties en faveur d'autres produits, n'est sans doute que transitoire, mais il laisse des plaies difficiles à cicatriser. La révolution est venue surprendre au milieu de son organisation la fabrique de glaces que MM. Patoux, Drion et C.ᵉ se proposaient de joindre à leur fabrication de verre à vitre. L'établissement de ces industriels, le plus important dans son genre, s'est placé pour la fabrication du verre à vitre à la tête du progrès, non seulement dans le Nord,

mais dans la France entière. Le jury a déjà signalé ses efforts pour développer l'exportation et le service qu'il a rendus à nos verreries en
formant lui-même des ouvriers souffleurs malgré les résistances des souffleurs
anciens qui s'attribuaient des priviléges exorbitants et incompatibles avec
l'économie du travail. Le jury regrette que la belle et grande verrerie de
M. Renard, à Fresnes, n'ait pas pris part au concours.

L'exposition, outre les grandes feuilles de verre de M. Patoux, mettra en
évidence la fabrication irréprochable des bouteilles de la verrerie de
Masnières, des dames-jeanne clissées de M. Chartier, de Douai, et de M. Chappuy, qui a fondé récemment un établissement à Frais-Marais. Ce genre de
verrerie, qui forme une vraie spécialité pour ces deux derniers établissements, est presque exclusivement livré au commerce d'exportation, et
destiné en particulier au Brésil, à la Nouvelle-Orléans, aux États-Unis
d'Amérique et aux colonies françaises, pour y servir au transport des
liquides de toute nature.

III.

ARTS MÉCANIQUES, FILATURE, TISSAGE.

La filature, le tissage, voilà la grande industrie du département du Nord
et en particulier de l'arrondissement de Lille, industrie où les ouvriers se
comptent par centaines de mille et les produits par cent millions. Comment
tracer en caractères assez énergiques l'impulsion donnée à ces importantes
sources de travail, par le génie industriel de nos concitoyens; comment
comprendre dans cette revue rétrospective tous les efforts tentés, tous les
perfectionnements réalisés depuis 1844? Et cependant il n'y aurait à s'adresser
qu'au travail des trois premières années, car 1847 et 1848 ont été marquées
par des événements tels que tout ce qu'il était possible d'espérer de nos
fabricants, c'était de ne pas déchoir au point de vue de la perfection de
leurs produits.

Après tout, qu'est-il besoin de longs détails sur des progrès qui se révé-
leront au jury central avec une vérité bien autrement frappante que cela
ne pourrait avoir lieu par la lecture d'un rapport? En effet, les industries en
question ont le privilége de pouvoir étaler aux yeux leur éclatante parure.
Les articles de Roubaix, aux mille combinaisons de tissage et de coloris,
à l'association heureusement combinée de toutes les matières textiles, les

12

tissus de lin, le linge de table damassé de Lille et d'Armentières, les dentelles à la mécanique de Cambrai, les tapis de Tourcoing, enfin nos fils de
coton, de lin et de laine arrivés à un degré de perfection qui a effacé
tout le prestige qui entourait l'industrie anglaise, laisseront dans l'esprit
du jury central une impression plus profonde et plus durable que ne pourraient le faire nos froides analyses. Nous serons donc brefs sur ce point, et
nous nous bornerons à signaler quelques faits principaux concernant les
diverses branches dont se compose l'industrie des tissus.

§ 1. FILATURE DU COTON.

La ville de Lille peut être considérée comme le berceau de l'industrie de
la filature des cotons fins pour tulle, dont les expositions précédentes ont
révélé les importants progrès. En 1844, le jury départemental constatait
que les N.ºs 200 à 210 étaient déjà devenus des produits courants d'un
certain nombre de nos établissements. Ces résultats ont été bien dépassés
depuis; ce ne sont plus seulement les N.ºs 200 à 210 que la filature de Lille
produit d'une manière courante, mais les numéros les plus fins que l'industrie
des tissus puisse réclamer; ce ne sont plus seulement quelques établissements
hors ligne qui fournissent des cotons extrà-fins, c'est la presque totalité de
nos filatures. Les produits soumis à notre appréciation par plusieurs de
nos filateurs, et notamment par MM. VANTROYEN et MALLET, attestent qu'au
point de vue de la perfection du travail, nous n'avons plus rien à envier
aux Anglais.

Si le jury départemental du Nord est fier de constater que les fabriques
de tulle, les tissages de Tarare et de St-Quentin peuvent maintenant se
procurer dans nos filatures tout ce dont elles ont besoin, soit en cotons simples, soit en cotons retors, il a aussi le devoir de signaler les causes qui ont
amené cet heureux résultat.

Et d'abord disons que la cause première réside dans l'infatigable activité
et dans le caractère persévérant de nos industriels; viennent ensuite les
avances considérables que nos filateurs ont faites par la substitution de nouvelles machines perfectionnées à celles anciennes.

Vient enfin la confiance dans l'appui du Gouvernement pour garantir nos
marchés contre l'envahissement des produits anglais par des droits efficacement protecteurs; et, hâtons-nous de le dire, les résultats que nous signalons
constatent surabondamment que cette protection réclamée par nos indus-

triels, n'est pas chez eux un obstacle au progrès, c'est seulement une condition d'existence qui permet le développement sur un terrain égal pour tous, cette noble émulation qui, en industrie, a déjà enfanté tant de merveilles.

La filature des cotons fins espérait trouver enfin la récompense de tant d'efforts et de sacrifices, lorsque éclata la révolution de février, qui pendant six mois, anéantit toute consommation et par conséquent tout débouché d'étoffes de luxe. Si l'on ajoute à cela une baisse des cotons anglais de 30 %, une augmentation du salaire, des contributions, etc., et par-dessus tout, l'oubli de la part du Gouvernement de comprendre les produits de nos filatures dans les mesures législatives prises pour soutenir les autres industries en souffrance, l'on comprendra que la conséquence a dû être la fermeture de beaucoup d'établissements dont plusieurs ne se sont pas rouverts.

Conformément aux conclusions du rapport fait le 20 septembre dernier à l'Assemblée nationale, au nom du comité du commerce et de l'industrie, les tissus de laine, de lin et de soie reçurent à la sortie une prime temporaire de 4 1/2 p. % de leur valeur, et rien ne fut statué quant aux cotons.

Et cependant le comité reconnaissait lui-même que l'importance de la main-d'œuvre devait former la véritable base de l'établissement des primes à la sortie. Comment expliquer cette anomalie autrement que par un oubli regrettable.

Il est une considération que nos législateurs ne perdront pas de vue : c'est que la position difficile faite à nos filatures de coton tend tous les jours à une diminution de la main-d'œuvre par la substitution des métiers automoteurs aux métiers encore généralement en usage. Si, au point de vue d'une production économique, cette substitution est un progrès, il convient cependant, dans des circonstances où le manque de travail jette trop facilement la population ouvrière dans le désordre, que la substitution en question ne devienne pas, pour le filateur, la seule condition d'existence.

§ 2. FILATURE DU LIN.

La filature du lin à la mécanique et la fabrication du sucre de betteraves ont fixé plus particulièrement l'attention de Napoléon, et il était réservé au département du Nord de doter la France de ces deux grandes branches d'industrie, que l'empereur envisageait surtout au point de vue de l'indépendance nationale, et qui sont devenues pour nos populations ouvrières une puissante source de bien-être.

Dans son rapport de 1844, le jury départemental indiquait l'existence dans le département de 15 filatures de lin, contenant ensemble 40,000 broches et livrant à la consommation des produits d'une valeur de 4 millions de francs.

Le chiffre de nos filatures s'élève aujourd'hui à cinquante, représentant un chiffre de 112,000 broches et produisant annuellement pour 11 millions de fils.

Ce résultat est important, lorsque l'on considère que tous les autres départements ne possèdent ensemble que 55 établissements faisant mouvoir 132,000 broches.

Sur ce nombre, 20 ou 25 établissements, réunissant ensemble environ 45,000 broches, ont suspendu complétement leur travail soit avant, soit après la révolution de février; 20 à 24 mille broches en liquidation ont marché irrégulièrement pendant la même période; les autres ont généralement réduit leur travail, soit d'un quart, soit de la moitié, de telle sorte que les 132,000 broches n'ont produit en résumé, que l'équivalent de 45 à 50 mille broches travaillant en plein. Le développement considérable du nombre de nos filatures du Nord doit être attribué à l'effet moral plutôt encore qu'à l'efficacité réelle de la loi protectrice du 11 juin 1845. Cette loi, en venant protéger par un droit plus élevé la série des numéros fins, jusque là fournis exclusivement par les filatures étrangères, venait témoigner de la ferme intention du Gouvernement de seconder le développement d'une industrie à laquelle se rattachent à la fois un intérêt agricole et un intérêt de travail manufacturier.

Ce développement, un peu trop précipité, eut pour effet d'activer la concurrence intérieure et de repousser peu à peu l'invasion des produits étrangers. Le résultat obtenu par de nombreux sacrifices permettait aux filateurs français de pouvoir compter sur l'entière possession du marché intérieur, quand la révolution de 1848 vint rendre ruineuse une concurrence qui pouvait amener les plus heureux résultats pour le pays si des débouchés suffisants lui avaient permis de se maintenir dans des limites raisonnables.

Le fil de lin N.° 30, qui se vendait 60 fr. en 1844 et 56 fr. en 1847, descendit au prix de 50 fr. en 1848.

En présence de la stagnation des affaires et de cette baisse dans les prix, presque tous les établissements durent diminuer leurs heures de travail pour amoindrir leurs pertes, et plusieurs d'entre eux durent arrêter complétement.

En même temps que se produisaient ces résultats désastreux à l'intérieur, les établissements encore debout voyaient avec crainte que la concurrence étrangère pouvait puiser des avantages nouveaux sur nos producteurs dans les conditions nouvelles où l'industrie française venait d'être placée. En effet, les exigences toujours croissantes des ouvriers, la diminution des heures du travail, l'augmentation des contributions imposées à l'industrie, venaient contrebalancer la protection accordée à nos filateurs par les droits d'importation des fils étrangers. La Belgique surtout devenait menaçante, en présence du traité fait avec cette nation et dans la conclusion duquel les intérêts dynastiques ne sont pas restés étrangers

Dans l'intérêt de la filature française, le jury départemental ne saurait trop insister sur la nécessité de soumettre à l'échevetage métrique toute espèce de fils de lin, pour habituer le commerce à cet échevetage.

Cette mesure, jointe à celle de la marque obligatoire, nous éviterait les effets des encombrements temporaires des marchés étrangers.

§ 3. FILATURE DE LA LAINE.

La situation de la filature de la laine a augmenté en importance de 1844 à 1845, année de sa plus grande prospérité. De 1845 à 1847, il y a eu une période décroissante ; enfin ses souffrances ont grandi pendant les années de 1847 et 1848 ; la situation va aujourd'hui en s'améliorant. Comme les laines étrangères forment les 5/6 au moins des approvisionnements de nos filatures, l'on peut juger des mouvements qu'a subis l'importance du travail de ces dernières par les chiffres de l'importation des laines étrangères. Or, les balances de commerce accusent les chiffres suivants :

1844	22,784,000 k.
1845	25,761,000
1846	17,017,000
1847	16,396,000

Le nombre des ouvriers occupés au peignage de la laine à Tourcoing est de 3,500 à 4,000. En ce moment, ils sont tous occupés et gagnent de 2 fr. 50 c. à 3 fr. par jour.

Les filatures de laine peignée sont au nombre de 28, dont une seule est fermée; elles réunissent 430 métiers ou 73,000 broches et donnent du travail à environ 1,400 ouvriers de tout sexe et de tout âge.

Tourcoing possède encore 11 filatures de laine cardée : 65 métiers et 13,000 broches occupent 600 ouvriers.

Les petits métiers, dits *jeannette*, ont presque entièrement disparu.

Depuis 1845, la filature de laine peignée est peu prospère, la façon a été presque constamment payée au filateur au-dessous du prix de revient. Malgré cette position critique, cette industrie a réalisé quelques progrès ; ainsi, avec les mêmes qualités de laine, elle obtient aujourd'hui facilement 4 à 5 numéros de plus que lors de la dernière exposition. Cela tient aux améliorations apportées dans les machines préparatrices. En 1843, on donnait à la laine peignée, avant d'arriver au métier à filer, dix à douze passages, aujourd'hui on en donne de quinze à seize; de là plus de régularité dans le fil et plus de facilité pour obtenir un numéro fin.

Depuis deux mois la position du filateur s'est un peu améliorée. La façon de filature de 3 à 3 centimes 1/2, s'est élevée à 4 ou 4 centimes 1/2.

En 1848, la filature de laine cardée a été activée par l'augmentation des primes à l'exportation; cette excitation a cessé avec l'avantage temporaire qui y a donné lieu. Roubaix a pris aussi une place importante dans l'industrie des laines. La plus grande quantité des laines filées à Roubaix sont consommées sur le point de production.

Lille, Fourmies, Wignehies et Le Câteau comptent de grands établissements de filature de laine. L'établissement du Câteau fait partie d'un ensemble d'usines consacrées à la fabrication des mérinos et autres tissus légers en laine.

En admettant que l'importance de notre filature de laine soit restée stationnaire depuis la dernière exposition, elle se composerait encore de 250,000 broches en laine peignée, et 30,000 broches en laine cardée, ensemble 280,000, sur environ 800,000 qui existent en France.

§ 4. TISSUS DIVERS.

Nous voici en présence de la grande industrie, celle qui concerne plus de la moitié des exposants du département, celle qui, dans le département, est la principale source du travail, celle enfin qui se concentre parfois dans des ateliers spacieux, mais qui, le plus souvent, va trouver l'ouvrier au fond de sa retraite et fructifie son travail en assurant le pain de la famille. Si l'admiration est excitée par le perfectionnement des machines et l'ensemble économique des travaux qui caractérisent les grands ateliers, un sentiment de satisfaction moins expressif, mais plus profond, est inspiré par l'étude de l'enchaînement des intérêts qui relie l'agriculture à l'industrie manufacturière par le tissage. Dans la saison où le travail des champs n'appelle plus des bras nombreux, le tissage offre une précieuse ressource pour tous les villages avoisinant nos grands centres manufacturiers. Les avantages du travail à domicile sont tels que, s'il n'y avait pas pour chaque nation la loi impérative de suivre tous les progrès, tous les perfectionnements qui s'accomplissent dans le monde, on serait tenté parfois, dans l'intérêt du bonheur des populations, de lutter contre l'économie que présente souvent la concentration du travail dans des ateliers spéciaux, seul moyen d'utiliser la puissance empruntée à la vapeur et aux ingénieuses applications de la mécanique.

Le tissage, qui, dans le département, se fait encore généralement par métiers isolés, installés chez le tisserand, est celui des toiles et des calicots. Ce tissage s'exécute plus particulièrement dans les villages situés sur les bords de la Lys ; les affaires se centralisent, en grande partie, à Armentières, qui est restée le principal marché de toiles du département. Halluin a pris une grande importance, et nous pouvons ajouter, avec une vive satisfaction, que l'industrie des toiles a moins souffert des événements politiques que la grande généralité des autres industries.

Nos établissements de tissage mécanique à Marquette, à Armentières, à Cambrai, ont trouvé quelque aliment à leur travail dans les fournitures militaires, et, dans la situation actuelle, il n'existe plus aucun encombrement.

La fabrication des tissus divers, où l'industrie de Roubaix et de Tourcoing a marié, avec une rare intelligence, le coton au lin et à la laine, la laine à la soie, a considérablement souffert pendant les années 1847 et 1848, et nous devons dire, en l'honneur de nos fabricants, qu'ils ont fait preuve d'une bien grande résignation et de sentiments d'humanité dignes d'éloge pour traverser ces terribles épreuves, sans discontinuer totalement de fournir des moyens d'existence aux nombreux ouvriers qui étaient venus se grouper autour d'eux.

Il a été impossible au jury de se procurer un état régulier de l'importance de la fabrication des tissus dans le département. Bornant ses recherches à la fabrication de Roubaix, et en consultant le bureau des aunages de cette ville, qui cependant est loin de donner le chiffre total de la production, le jury est arrivé à constater les chiffres suivants :

En 1844................ 209,175 pièces.
  1845................ 346,446
  1846................ 267,462
  1847................ 245,094
  1848................ 216,748
  1849, 1.er trimestre..... 88,260

La grande différence entre les chiffres de 1844 et 1845 tient à ce qu'en 1844 un grand nombre de pièces étaient soumises à l'aunage dans différents villages avoisinant Roubaix. En 1845, cet aunage n'a plus été accepté comme suffisant par les commissionnaires acheteurs, ce qui a nécessité de représenter les pièces au bureau d'aunage de Roubaix. Aux chiffres du tableau qui précède, on peut ajouter pour chaque année 50,000 pièces qui échappent à l'aunage public parce qu'elles sont mesurées à Tourcoing, ou que les fabricants font souvent mesurer chez eux certains articles, tels que gilets, et quelques nouveautés susceptibles d'être copiées.

1845 fut la dernière année prospère de Roubaix; 1846 se ressentit d'un trop plein de marchandises, et c'est dans cette situation que Roubaix aborda la crise de 1847 à 1848. Au commencement de 1848, l'activité renaissait et les magasins commençaient à se vider lorsque la révolution de février arrêta court ce mouvement réparateur. Disons toutefois qu'après une paralysie de six à huit mois dans les transactions, il y eut une reprise dans les affaires; nos fabricants ont assez bien vendu pendant tout l'hiver, et actuellement ceux qui font le lainage ont des ordres considérables. Cela est de bon augure pour l'avenir, car tous ces ordres sont remis par le commerce d'exportation. Ce ne sera qu'en juin et juillet que le commerce de l'intérieur aura à s'approvisionner de ces articles pour la vente d'hiver.

Roubaix s'est heureusement ressenti des bienfaits du décret du Gouvernement provisoire concernant les primes à l'exportation. Tous ses articles ont trouvé des débouchés plus ou moins grands, et l'on peut ajouter qu'il n'est pas de pays où ces tissus n'aient pénétré. L'augmentation de moitié du tarif des primes à la sortie ne donnait pas un bien grand avantage pécuniaire aux exportateurs, mais cette mesure appela l'attention des acheteurs de l'étranger. Cette influence, jointe à une forte baisse dans les prix, détermina des expéditions considérables, non seulement d'articles vendus au-dessous de leur valeur, mais encore, et pour une forte part d'articles faits sur commande. Si bien qu'aujourd'hui nos fabriques continuent à travailler pour la même destination, et nul doute que ces débouchés nous resteront acquis, lorsque, sur les marchés étrangers, la consommation aura apprécié la bonne qualité de nos produits et aura acquis l'habitude de leur emploi.

Nous croyons rester au-dessous de la vérité, en établissant que, depuis un an, le tiers des produits de Roubaix a passé en pays étrangers, c'est-à-dire que 80,000 pièces de 80 mètres en moyenne, tant en tissus de coton que fil et coton, tout fil, laine et coton et tout laine, y ont trouvé leur placement. C'est une exportation d'une valeur de 6 à 7 millions de francs.

En signalant ce fait, le jury veut faire ressortir l'influence heureuse qu'un encouragement, si faible qu'il soit, fût-il même temporaire, peut exercer sur l'avenir de notre commerce extérieur, et combien l'Etat trouve de compensation aux sacrifices qu'il s'impose, dans le développement du travail manufacturier; combien enfin ce mode d'améliorer la situation de l'ouvrier est préférable à celui des secours pécuniaires qui abaissent la dignité du travailleur, et semblent le plus souvent commandés par la crainte des agitations.

L'industrie des tulles compte, dans l'arrondissement de Lille, 295 métiers, dont le prix de revient est évalué à 1,335,000 fr. Elle donnait, avant la crise commerciale, de l'occupation à 600 ouvriers et 400 femmes et enfants, non compris les brodeuses. Ce genre d'industrie a considérablement souffert, de même que la filature en cotons fins, avec laquelle il présente une entière solidarité de position.

La loi du 28 juin 1833, en accordant une prime de sortie de 25 fr. par 100 kilog. de tissus de coton, sans distinction de valeur, donne à nos exportations de calicots ordinaires un encouragement de 8 pour 100, tandis que cet encouragement n'est plus que de 1/2 pour 100 pour les tulles unis les plus communs.

Lorsque dans ces derniers temps il s'est agi de venir en aide à nos industries, par des encouragements plus considérables à l'exportation, la Chambre de Commerce de Lille a appuyé la demande des industriels qui utilisent les cotons fins, tendant à obtenir une prime de 5 fr. par kilog. sur tous les tissus fabriqués avec du coton de 143 millim. et au-dessus, et d'élever cette prime à 10 fr. pour les tulles unis, façonnés, écrus ou blanchis.

Pour justifier une pareille demande, il convient de se rappeler que les cotons anglais qui entrent encore, pour les numéros les plus fins, dans la fabrication des tulles, paient 8 fr. 80 par kilog. à leur entrée en France, et que pour les

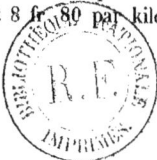

13

tulles fabriqués avec ces cotons, le droit en question ne serait qu'un simple drawback. Une disposition analogue à celle qui concerne les sucres pouvait être applicable aux cotons fins.

§ 5. INDUSTRIES COMPLÉMENTAIRES DE LA FABRICATION DES ÉTOFFES.

La fabrication des cardes s'est considérablement ralentie pendant le cours de l'année 1848. A l'intérieur, le chômage des filatures de coton paralysa complétement cette industrie. A l'extérieur, les troubles survenus dans une partie de l'Europe firent rompre toutes les relations commerciales. Aujourd'hui que les affaires rentrent en France dans leur état normal, la fabrication des cardes est redevenue, à peu près, ce qu'elle était en 1844.

La maison Scrive frères, qui maintient toujours son ancienne réputation industrielle, a importé de l'Angleterre un nouveau système de cardes sur *tissu-feutre*. L'essai de l'emploi de ces produits a été fait avec succès dans un grand nombre de filatures en France et en Belgique.

A nos nombreuses blanchisseries de Lille, de Quesnoy, d'Armentières, de Cambrai, s'est joint un vaste établissement récemment créé à Wazemmes.

A la tête de nos ateliers de teinture et d'apprêtage, se placent toujours ceux de MM. Descat, qui possèdent d'importantes usines à Roubaix, à Flers et à Lille, et ceux de M. Jourdan, à Cambrai. Ces établissements ont généralement répondu aux besoins de la fabrication d'étoffes, et ont adopté avec empressement tous les perfectionnements apportés dans l'art de la teinture, au point de vue mécanique ou chimique.

L'imprimerie sur étoffes a eu beaucoup de moments de grande souffrance. Elle n'occupe encore dans le département qu'un nombre restreint d'établissements.

IV.

CONSIDÉRATIONS GÉNÉRALES.

En faisant une analyse sommaire de la situation de quelques-unes des principales branches de la production, le jury n'a pu avoir la prétention de donner le tableau fidèle et entier de l'industrie du département. C'eût été un cadre trop étendu, et dépassant de beaucoup les bornes dans lesquelles son rapporteur devait se renfermer. En esquissant les sources principales du travail, leur situation après les deux années d'épreuves que nous venons de traverser, la pensée du jury a été de donner la mesure de la virilité de nos industries, du caractère résigné et à la fois énergique et persévérant de nos industriels. Il a voulu encore mettre le jury central en position d'établir un parallèle entre la situation des divers départements de la France, pour lui permettre d'apprécier l'influence de l'industrie sur le sort des populations. Il lui reste, pour compléter sa tâche, à puiser dans quelques documents généraux des éléments nouveaux de comparaison, et à tracer quelques lignes en faveur du concours d'efforts divers qui ont permis au département du Nord d'aborder avec confiance l'examen comparatif dont nous venons de parler.

ues
eur. Le jury, en 1844, en partant de ce fait généralement admis, que plus un pays possède de machines et plus ces machines sont puissantes et perfectionnées, plus il possède d'éléments de richesse, de civilisation et de supériorité, a dressé le tableau de notre effectif de machines et chaudières à vapeur, au 1.er janvier 1844. En reproduisant ce document, nous mettons en regard notre effectif au 1.er janvier 1848.

A partir de l'exposition de 1839 jusqu'à celle de 1844, il avait été établi dans le département 155 machines à vapeur, représentant la force de 1,660 chevaux, et de plus 56 simples générateurs sans moteur. Après ce développement, notre situation s'est présentée comme suit :

Années.	Nombre de machines à vapeur avec chaudières.	Nombre de chevaux de force.	Chaudières seules.	Nombre des établissements industriels qui les utilisent.
1844	570	8,173	289	605
1847	762	10,913	673	800

A l'exposition de 1844, le département du Nord tirait de ses machines à vapeur la force de 8,173 chevaux, soit, en admettant seulement 7 hommes par cheval de vapeur, 57,211 travailleurs, chiffre qui peut être élevé de 1/3 en considération de ce que beaucoup de machines travaillent nuit et jour. L'utilisation de la force motrice représentait donc dans le département du Nord, en 1844, la production de 76,281 travailleurs. Au commencement de 1848, la force réalisée par nos machines était de 10,913 chevaux, soit, en adoptant les bases d'évaluation ci-dessus, 101,854 travailleurs.

La population totale du département étant de 1,132,980 habitants, sur lesquels il convient de compter un travailleur sur 2 1/2, le total des travailleurs dans le département peut donc être évalué à 453,192. Cette population est donc augmentée de près d'un quart par la puissance empruntée à la vapeur, et, certes, personne ne saurait plus contester aujourd'hui que le nombre de bras réclamés par l'industrie ne soit plus considérable, en présence de ces éléments de puissance, que si l'industrie était abandonnée au travail manuel.

Pour permettre de comparer les chiffres des machines à vapeur du département à notre effectif des machines à vapeur de la France entière, nous extrayons des documents officiels les chiffres suivants.

ANNÉES.	NOMBRE TOTAL. de machines en France.	FORCE de CHEVAUX.	CHAUDIÈRES seules.
Avant 1820.	59	1,034	47
A la fin de 1846.	4,395	54,467	6,239

Ainsi, le département du Nord possède aujourd'hui, à lui seul, le cinquième environ du nombre de machines à vapeur applicables à l'industrie manufacturière de la France entière. Cette donnée seule, jointe au chiffre progressif qui s'est produit depuis la dernière exposition, expriment mieux que ne pourraient le faire une foule d'autres arguments, l'activité imprimée à nos industries du Nord. Et cependant l'on n'a pas craint d'accuser ces industries de rester stationnaires et d'abuser des droits protecteurs par lesquels la législation a voulu encourager leurs progrès. Le régime du

Tableau des établissements dangereux, insalubres ou incommodes autorisés par l'Administration dans le département du Nord depuis l'exposition publique de 1844 jusqu'à ce jour 1.er mai 1849.

NATURE des ÉTABLISSEMENTS.	1844. Du 30 avril au 31 déc.							1845.							1846.							1847.							1848.							1849. Du 1.er janv. au 1.er mai.							SOMME des établissements autorisés depuis l'exposition de 1844 jusqu'à celle de 1849.							NATURE des ÉTABLISSEMENTS.
Acide muriatique (fabriques d').																																									1						2	Acide muriatique (fabriques d').
Id. nitrique.															1							1																							2		3	Id. nitrique.
Acier et fontes (fabriques d').																																								1			2			3	Acier et fontes (fabriques d').
Allumettes chimiques (fabriques d').																						1																		3		1	3	1	1	10	Allumettes chimiques (fabriques d').
Amidonneries.																						1			1											2				3			5	2	1	10	Amidonneries.
Bains minéraux pour la til.																										1														3					2	5	Bains minéraux pour la til.
Blanchisseries.	4							1							4											1														5		1				10	Blanchisseries.
Brasseries.	7														2	1	3					1									1									9	4	13	4			15	Brasseries.
Briqueteries permanentes.	8	118	6	14	11	7		10	128	7	6	11			11	131	9	9	17		9	4	198	9	10	1		2	86	4	4				30	561	28	39	57	16		980						Briqueteries permanentes.
Id. temporaires.																																								55							Id. temporaires.
Carreaux (fabriques de).																																															Carreaux (fabriques de).
Clouteries (fabriques de).																																								10		3	8	1		34	Clouteries (fabriques de).
Charbon animal, avec combustion de gaz (fab. de).	1																																				1		6						Charbon animal, avec combustion de gaz (fab. de).
Chaudières à vapeur.															13	138	7	1	2			41	17	8	11				33			13				96	199	81	32	42	1		391					Chaudières à vapeur.
Chaux (fours à).	4		1	1	1			6		1						6																				14	91	11	1	12	2		72					Chaux (fours à).
Chicorée-café (fabriques de).	3	1										1			1	3		2					13	5									1			8	8	3		13			39					Chicorée-café (fabriques de).
Coke (fours à).					100																	40														100				40			140					Coke (fours à).
Colle de peaux de lapin.	1																																				1						5				Colle de peaux de lapin.
Colle forte.																											1										1						15			Colle forte.
Corroyeries.																																					4		2				10			Corroyeries.
Cylindres à vapeur (fabriques de).																																					6						11			Cylindres à vapeur (fabriques de).
Distilleries du jus de betteraves.																																					11						34			Distilleries du jus de betteraves.
Id. de mélasse.																																					1									Id. de mélasse.
Eau-de-vie (distillerie d').								1																		1											1						7			Eau-de-vie (distillerie d').
Rognée (usine aux).																																											8			Rognée (usine aux).
Sagoua (fabriques d').													1																																	Sagoua (fabriques d').
Égrainoir d'huile.																																														Égrainoir d'huile.
Équarrissage (ateliers d').															2																							2									Équarrissage (ateliers d').
Extraction de l'huile de foie de morue.																																														Extraction de l'huile de foie de morue.
Id. de lin et de potasse.																																														Id. de lin et de potasse.
Id. des eaux savonneuses.																																														Id. des eaux savonneuses.
Fécule de pommes de terre.								1								1																								1			2				Fécule de pommes de terre.
Fonderies de cuivre.	2							3	1	1																												11	2		1	1	5	11			Fonderies de cuivre.
Id. de fer.																																						1						21			Id. de fer.
Id. de graisse.																																														Id. de graisse.
Id. de résine.																																						3									Id. de résine.
Id. de suif au bain-marie.				1																																										Id. de suif au bain-marie.
Id. de suif en brochets à feu nu.																																														Id. de suif en brochets à feu nu.
Fours à réverbère.																																														Fours à réverbère.
Id. à réverbère le charbon animal.																																								14		1				14	Id. à réverbère le charbon animal.
Fromage (dépôts de).																																														Fromage (dépôts de).
Gaz hydrogène (fabriques de).																																						12	1					15	Gaz hydrogène (fabriques de).
Id. (dépôts de).																																														Id. (dépôts de).
Gratteoirs.																																							46	115	27	39	10			Gratteoirs.
Gazaires (distillerie de).	2	116	3	15		43	6	29																														4	4				1		10	Gazaires (distillerie de).
Grosse quincaillerie (fabriques de).																																														Grosse quincaillerie (fabrique de).
Machines à vapeur pour lavanderies.		71	1	27	18	28	19	2	29	14	13	9	4		14	44	11	7	12	2		10	73		10	6			11							97	6							35			Machines à vapeur pour lavanderies.
Id. pour usines.																																						265	204	57	59	34	2		*542	Id. pour usines.
Mégisseries.																																														Mégisseries.
Moulin à farine.																																							1						1	Moulin à farine.
Id. à huile.																																														Id. à huile.
Pipes (fabriques de).																											1											1						6	Pipes (fabriques de).
Plomb (réverbération du).																																														Plomb (réverbération du).
Poissons salés (dépôts de).																																														Poissons salés (dépôts de).
Porcheries.																																														Porcheries.
Potasse (fabriques de).								1																																						Potasse (fabriques de).
Poteries de terre.																																														Poteries de terre.
Prussiate de potasse.																																														Prussiate de potasse.
Salaison du poisson (ateliers de).																																														Salaison du poisson (ateliers de).
Savonneries.																																														Savonneries.
Sel (raffineries de).																																														Sel (raffineries de).
Sucre indigène (fabriques de).	3				1			3		1					3							2							1							9	1	3					24	Sucre indigène (fabriques de).
Id. (raffinage).																																					11	1			1			11	Id. (raffinage).
Sulfate de soude (fabriques de).																																														Sulfate de soude (fabrique de).
Tanneries.	9		2	1	1					1	1				1						1												2			5	1	2		10	2	2			Tanneries.
Teintureries.																																														Teintureries.
Toiles vernies (fabriques de).																																								3				1		12	Toiles vernies (fabriques de).
Trôleries.																																														Trôleries.
Usine à blanchir la poterie en faïence.																																														Usine à blanchir la poterie en faïence.
Vacheries.																																										1		6		8	Vacheries.
Vernis (fabriques de).																																														Vernis (fabrique de).
Verreries (fours de).																																													3	Verreries (fours de).
Vinaigre (fabrication du).	1																										1											1						3	Vinaigre (fabrication du).
	55	510	11	121	61	1	1	122	554	45	40	81	19																										171	145	43	29	8409	* Ce chiffre comprend ...

NATURE des ÉTABLISSEMENTS.	1844. Du 30 avril au 31 déc.							1845.							NATURE des ÉTABLISSEMENTS.
	Lille.	Valenciennes.	Cambrai.	Douai.	Avesnes.	Dunkerque.	Hazebrouck.	Lille.	Valenciennes.	Cambrai.	Rouai.	Avesnes.	Dunkerque.	Hazebrouck.	
Acide muriatique (fabriques d').	.	.	.	.	.	.	.	1	.	.	.	.	.	.	. fabriques d').
Id. nitrique.	.	.	.	.	.	.	.	1	.	.	.	.	.	.	riques d').
Acier et limes (fabriques d').	.	.	.	.	.	.	.	.	.	1	.	.	.	.	les (fabriques d').
Allumettes chimiques (fabrique d').	.	.	.	.	.	.	.	.	.	.	.	.	.	.	.
Amidonneries.	.	.	.	.	.	.	.	.	.	.	.	.	.	1	.
Battes mécaniques pour le fil.	.	.	.	.	.	.	.	1	.	.	.	.	.	.	. pour le fil.
Blanchisseries.	2	.	.	.	.	.	.	1	.	.	.	.	.	1	1
Brasseries.	2	.	.	.	.	.	.	.	.	.	.	1	.	1	4
Briqueteries permanentes.	7	.	.	5	4	1	1	7	.	2	.	.	3	.	6	nentes.
Id. temporaires.	8	118	9	10	19	.	3	10	128	7	.	6	6	.	11	13	raires.
Carreaux (fabriques de).	.	.	.	.	.	.	.	.	.	.	.	.	2	.	s de).
Chandelles (fabriques de).	1	2	.	.	.	.	.	.	.	.	.	.	1	.	1	ues de).
Charbon animal, avec combustion de gaz (fab. de).	1	1	.	.	.	.	.	.	.	.	.	.	.	.	15	ec combustion de gaz (fab. de).
Chaudières à vapeur.	.	.	.	.	.	.	.	6	20	2	.	.	.	.	6r.
Chaux (fours à).	4	3	.	1	2	1	.	6	3	.	.	2	.	.	3
Chicorée-café (fabriques de).	5	1	.	.	1	.	.	2	1	1	.	2	.	.	1	iques de).
Chlorure de chaux (fabriques de).	.	.	.	.	.	.	.	1	.	.	.	.	.	.	1	(fabriques de).
Chiffons (dépôts de).	.	.	.	.	.	.	.	.	.	.	.	.	.	.	.').
Coke (fours à).	.	.	.	.	.	.	.	.	100	.	.	.	.	.	.
Colle de peaux de lapin.	1	.	.	.	.	.	.	.	.	.	.	.	.	.	apin.
Colle forte.	.	.	.	.	.	.	.	3	.	.	.	.	.	.	.
Corroyeries.	.	.	.	.	.	.	.	2	1	.	.	.	.	.	1	1
Cylindres à vapeur (fabriques de).	.	.	.	.	.	.	.	.	.	.	.	.	.	.	(fabriques de).
Distilleries de jus de betteraves.	.	.	.	.	.	.	.	.	.	.	.	.	.	.	le betteraves.
Id. ds mélasse.	.	.	.	.	.	.	.	.	.	.	.	.	.	.	asse.
Eau-de-vie (distillerie d').	.	.	.	.	.	.	.	1	.	.	.	.	.	.	1	leries d').
Engrais (caves aux).	.	.	.	.	.	.	.	1	.	.	.	.	.	.	1	:).
Engrais (fabriques d').	.	.	.	.	.	.	.	.	.	.	.	.	.	.	d').
Épuration d'huile.	.	.	.	.	.	.	.	.	.	.	.	.	.	.	1
Équarrissage (atelier d').	2	.	.	.	.	.	.	.	.	.	.	.	.	.	2	ers d').
Extraction de l'huile de foie de morue.	.	.	.	.	.	.	.	.	.	.	.	.	.	1	e de foie de morue.
Id. de lin et de poisson.	.	.	.	.	.	.	.	.	.	.	.	.	.	1	e de lin et de poissons.
Id. des eaux savonneuses.	1	.	.	.	.	.	.	.	.	.	.	.	.	.	p des eaux savonneuses.
Fécule de pommes de terre.	1	.	.	.	.	.	.	1	.	.	.	1	.	.	le terre.
Fonderies de cuivre.	.	.	.	.	1	.	.	.	.	.	.	1	.	.	.
Id. de fer.	2	.	.	.	.	.	.	5	2	.	.	1	.	.	2	e.
Id. de graisse.	.	.	.	.	.	.	.	.	.	.	.	.	.	.	
Id. de résine.	.	.	.	.	.	.	.	.	.	.	.	.	.	.	
Id. de suif au bain-marie.	.	1	.	.	.	.	.	.	.	.	.	.	.	.	2	u bain-marie.
Id. de suif en branches à feu nu.	.	.	.	.	1	1	.	.	.	.	.	.	.	.	n branche à feu nu.
Fours à réverbères.	.	.	.	.	.	.	.	.	.	.	.	1	.	.	2
Id. à revivifier le charbon animal.	.	.	.	.	.	.	.	.	.	.	.	1	.	.	1	u charbon animal.
Fromage (dépôts de).	1	.	.	1	.	.	.	1	1	.	.	.	.	1	8	ue de).
Gaz hydrogène (fabriques de).	.	.	.	.	.	.	.	.	.	.	.	.	1	.	riques de).
Id. (dépôts de).	.	.	.	.	.	.	.	.	.	.	.	.	.	.	ôts de).
Générateurs.	4	100	1	5	25	.	.	45	45	6	.	26	.	.	1	es de).
Genièvre (distillerie de).	1	.	.	.	.	.	.	.	.	.	.	.	.	.	(fabrique de).
Grosse quincaillerie (fabriques de).	.	.	.	.	.	.	.	.	.	.	.	.	.	.	
Machines à vapeur pour locomotives.	.	6	.	.	.	.	.	.	.	.	.	.	.	.	our locomotives.
Id. pour usines.	4	71	1	2	12	.	.	28	28	2	.	12	1	.	60	pour usines.
Mégisseries.	.	.	.	.	.	.	.	.	.	.	.	.	.	.	1
Moulin à farine.	.	.	.	.	.	.	.	.	.	.	.	.	.	.	
Id. à huile.	.	.	.	.	.	.	.	.	.	.	.	.	.	.	).
Pipes (fabriques de).	.	.	.	.	.	.	.	.	.	.	.	.	.	.	
Plomb (révivification du).	.	.	.	.	.	.	.	.	.	.	.	.	.	.	on du).
Poissons salés (dépôts de).	.	.	.	.	.	.	.	.	.	.	.	.	.	.	ôts de).
Porcheries.	.	.	.	.	.	.	.	.	.	.	.	.	.	.	de).
Potasse (fabriques de).	.	1	.	.	.	.	.	.	.	.	.	.	.	.	briques de).
Poteries de terre.	.	.	.	.	1	.	.	.	.	.	.	.	.	.	e.
Prussiate de potasse.	.	.	.	.	.	.	.	.	.	.	.	1	.	.	
Salaison du poisson (ateliers de).	.	.	.	.	.	.	.	.	.	.	.	.	1	.	1	(ateliers de).
Savonneries.	.	1	.	.	.	.	.	1	.	.	.	.	.	1	1
Sel (raffineries de).	1	.	.	.	.	.	.	.	.	.	.	.	.	1	briques de).
Sucre indigène (fabriques de).	5	.	.	.	.	.	.	.	.	.	.	.	.	.	ffinage).
Id. (raffinage du).	.	.	.	.	.	.	.	.	.	.	.	.	.	.	fabrication de).
Sulfate de soude (fabrication de).	12	.	.	1	.	.	.	.	.	.	.	.	.	.	2
Tanneries.	.	.	.	.	.	.	.	.	.	.	.	.	.	.	
Teintureries.	1	.	.	.	.	.	.	1	.	.	.	.	.	.	riques de).
Toiles vernies (fabriques de).	.	.	.	.	.	.	.	.	.	.	.	.	.	.	
Tuileries.	.	.	.	.	1	1	.	.	.	.	.	1	.	.	1	poterie en fonte.
Usine à faïencer la poterie en fonte.	.	.	.	.	.	.	.	.	.	.	.	1	.	.	
Vacheries.	1	.	.	.	.	.	.	.	.	.	.	.	.	.	le).
Vernis (fabriques de).	1	.	.	.	.	.	.	.	.	.	.	.	.	.	).
Verreries (fours de).	.	.	.	.	.	.	.	.	.	.	.	.	.	.	on du)
Vinaigre (fabrication du).	2	.	.	.	.	.	.	.	.	.	.	.	.	.	
	58	599	14	23	60	7	7	199	551	95	43	91	10	.	176	210	

laissez-faire et du *laissez-passer* pourrait-il nous faire aussi facilement envisager l'avenir pour nos populations ouvrières ?

Établissements insalubres. Voulons-nous aborder d'autres éléments d'appréciation pour juger du développement de l'industrie dans le département du Nord, nous les rencontrerons dans les archives du conseil central de salubrité. Dans un tableau placé à la suite de ce rapport, se trouve le nombre des établissements insalubres ou incommodes sur la création desquels le conseil de salubrité a été consulté : ce document, qui donne la mesure de l'importance des travaux de cette utile institution, donne aussi la mesure fidèle des mouvements qui se sont opérés dans notre situation industrielle.

En cinq années, le nombre des établissements créés a été de 2,499; dans la période correspondante de 1839 à 1844, ce nombre ne s'est élevé qu'à 1,640. Les chiffres sont progressifs jusqu'en 1846, ils sont stationnaires en 1847, et déclinent en 1848 et 1849.

Les 2,499 établissements autorisés se partagent de la manière suivante entre les divers arrondissements du département : Valenciennes, 1,295; Lille, 607; Avesnes, 240; Douai, 173; Cambrai, 111; Dunkerque, 45; Hazebrouck, 28.

Le chiffre élevé de Valenciennes tient à la construction de 591 briqueteries temporaires et de 100 fours à coke. (Voir le tableau ci-contre.)

Comme mesure de l'activité imprimée à nos transactions commerciales et industrielles consultons encore les chiffres progressifs de la circulation des hommes et surtout des marchandises. Ici, comme pour toute autre mesure de notre puissance industrielle, il faut envisager deux époques : celles normales de 1844 à 1847, puis les circonstances exceptionnelles de 1847 à 1849.

Chemins de fer. Les chemins de fer ne peuvent encore donner à cet égard que peu d'enseignements; disons seulement qu'à l'aspect seul de la carte, la vue du grand développement de lignes sur le territoire du département du Nord fait comprendre d'avance qu'il s'agit d'un pays où de grands besoins de circulation sont à desservir. Le chemin du Nord, ouvert à la circulation au milieu de l'année 1846, n'a été complété, pour la partie de Calais et Dunkerque, qu'en septembre 1848. C'est donc en tenant compte de ces faits qu'il faut examiner les détails du tableau suivant, que nous devons à l'obligeance de M. l'ingénieur Maniel, et qui comprend toute la ligne du Nord.

CHEMIN DE FER DU NORD.

Recettes par trimestre depuis le 1.er juillet 1846 jusqu'au 31 mars 1849.

	Nombre de voyageurs.	RECETTES.		RECETTE TOTALE.
		Voyageurs.	Bagages, marchandises, chevaux, bestiaux.	
3.ᵉ trimestre 1846......	690.937	2.284.193 90	459.507 95	2.743.701 85
4.ᵉ id..............	463.902	1.682.531 05	1.237.093 58	2.919.624 63
TOTAL du 2.ᵉ semestre 1846..........	1.154.839	3.966.724 95	1.696.601 53	5.663.326 48
1.ᵉʳ trimestre 1847......	376.389	1.363.123 70	1.550.166 32	2.913.290 02
2.ᵉ id..............	662.001	2.126.581 66	1.456.034 88	3.582.616 53
3.ᵉ id..............	954,643	2.912.852 50	1.706.860 44	4.619.712 94
4.ᵉ id..............	610.963	2.110.327 88	2.409.124 33	4.519.452 21
TOTAL de l'année 1847.	2.603.896	8.512.885 73	7.122.185 97	15.635.071 70
1.ᵉʳ trimestre 1848	137.409	1.582.196 85	2.180.311 66	3.762.508 51
2.ᵉ id..............	555.717	1.812.114 97	1.277.554 43	3.089.669 40
3.ᵉ id..............	805.350	2.430.964 91	1.723.851 46	4.154.816 37
4.ᵉ id.	607.749	1.945.889 75	2.521.127 23	4.467.016 98
TOTAL de l'année 1848.	2,406,225	7.771.166 48	7.702.844 78	15.474.011 26
1.ᵉʳ trimestre 1849.....	516.864	1.699.284 70	2.368.290 21	4.067.574 91

Navigation. La circulation sur nos canaux nous donnera des faits plus précis et plus significatifs. M. Lamarle, ingénieur en chef du département, qui a toujours épousé l'intérêt de notre navigation avec un grand dévoûment et une parfaite connaissance de tout ce qui concerne nos voies navigables, a bien voulu se charger de rassembler tous les documents nécessaires pour nous permettre de présenter, dans le tableau synoptique suivant, le mouvement opéré sur tous nos canaux et rivières canalisées du nord de la France depuis la dernière exposition.

CIRCULATION DES LIGNES NAVIGABLES DU NORD

PENDANT LES CINQ ANNÉES 1844 A 1849.

Nota. Les tonnages sont exprimés en unité de 1,000 tonneaux.

INDICATION des LIGNES.	1844. TONNAGES des marchandises		1845. TONNAGES des marchandises		1846. TONNAGES des marchandises		1847. TONNAGES des marchandises		1848. TONNAGES des marchandises		OBSERVATIONS.
	de 1.re classe.	de 2.e cl. et bateaux vides.	de 1.re classe.	de 2.e cl. et bateaux vides.	de 1.re classe.	de 2.e cl. et bateaux vides.	de 1.re classe.	de 2.e classe et bateaux vides.	de 1.re classe.	de 2.e cl. et bateaux vides.	
LIGNE DE CHARLEROI VERS PARIS.											
Sambre canalisée.	246 80	» »	313 30	» »	329 12	» »	391 »	» »	300 »	» »	On paie à vide par bateau
LIGNE DE MONS ET ANZIN SUR PARIS.											
Canal de Mons à Condé. . . .	818 87	826 68	1,008 24	938 89	927 36	853 85	1,103 68	1,083 16	875 73	846 65	Une partie du tonnage du canal de Mons se dirige vers Lille, Dunkerque et Roubaix, Arras, Douai, etc.
Escaut de Condé à Valenciennes .	445 »	485 87	590 »	509 63	554 32	566 80	673 79	618 18	568 75	439 98	
— de Valenciennes à Cambrai. .	797 78	681 40	1,011 83	771 85	1,011 47	766 84	1,150 01	933 44	886 81	733 33	
LIGNE DE LA MER ET DE LILLE A PARIS.											
1.o Canal de Bourbourg. . . .	120 52	121 27	81 52	77 06	81 60	99 15	65 48	106 08	66 »	107 »	
Aa (Nord). . . .	129 74	133 55	111 59	95 19	126 14	109 65	112 61	119 51	91 10	128 10	De Gravelines à Watten.
2.o Canal de Bergues. . . .	53 53	63 09	111 40	75 71	169 »	64 70	193 »	164 80	92 »	165 »	
Haute-Colme. . . .	37 82	84 94	98 98	91 53	113 39	131 »	94 14	178 »	63 66	183 »	
Aa (Pas-de-Calais). .	172 49	103 45	230 77	92 81	305 »	110 »	» »	» »	205 »	259 »	De Watten à St.-Omer.
Canal de Neuf-Fossé. . . .	173 20	131 »	244 »	148 »	331 »	183 »	337 »	225 »	251 »	267 »	
Canal d'Aire à La Bassée. .	» »	» »	272 83	99 91	298 37	93 13	340 94	99 84	220 53	123 03	
Deûle. . . .	428 »	387 »	532 »	472 »	508 »	450 »	565 »	500 »	440 »	390 »	
Canal de la Sensée . . .	158 22	39 12	228 35	63 90	214 15	74 »	226 »	71 30	170 »	43 »	
LIGNE DE MONS A LILLE.											
Escaut , de Condé à Mortagne. .	597 27	582 95	703 80	717 66	674 82	619 89	836 32	701 04	714 52	597 96	
Scarpe. . . .	470 19	518 08	598 33	664 31	599 83	659 17	» »	» »	520 73	624 39	
LIGNE DE MONS A ROUBAIX.											
Canal de Roubaix. . . .	31 57	» »	86 87	» »	67 06	» »	79 07	» »	62 36	» »	
LIGNE DE MONS A DUNKERQUE.											
Canal de Furnes. . . .	78 13	49 32	65 92	47 84	74 75	45 14	97 53	42 62	65 40	48 34	
LIGNES D'UN INTÉRÊT LOCAL.											
Lys. . . .	77 58	25 21	75 59	23 89	72 »	22 »	80 »	20 »	65 »	20 »	
Lawe. . . .	11 03	29 74	12 25	24 72	6 90	27 72	5 18	21 10	7 30	28 88	
Basse-Colme . . .	7 23	50 05	7 80	52 33	9 40	58 19	7 70	74 60	7 70	60 20	
Nieppe. . . .	11 80	6 30	11 85	7 75	11 74	6 27	17 58	7 74	16 03	10 25	
Bourre et Préaven. . . .	9 20	9 00	12 08	9 07	9 12	6 87	9 67	10 56	7 23	10 23	
Canal d'Hazebrouck. . . .	10 90	8 80	10 57	7 86	10 84	8 75	15 09	14 23	11 43	12 18	

Quel plus grand enseignement de la puissance des transactions commerciales du Nord que le tableau qui précède, et dont les résultats seraient plus concluants encore si on les rapprochait des mouvements de la navigation dans les autres parties de la France aux mêmes époques.

On comprend toute la puissance d'argumentation que les chambres de commerce de Lille et de Valenciennes ont tirée de cette comparaison, pour combattre le projet qui était éclos au ministère des travaux publics, en suite d'un rapport de M. d'Angeville à la chambre des députés, de soumettre à un tarif uniforme toutes les rivières navigables et les canaux. L'équité peut exiger que chaque voie navigable, après avoir payé ses frais d'entretien, concoure pour une part en rapport avec son étendue aux charges de l'État; mais tandis que le trésor est en déficit, même pour le service unique des frais d'entretien, pour les canaux en général, les canaux du Nord sont déjà pour lui, avec leurs tarifs réduits, des sources de revenus considérables. L'uniformité des tarifs était donc la ruine de la navigation du Nord, navigation déjà aux prises avec une redoutable concurrence, celle des chemins de fer, et qui pourra nécessiter, dans l'intérêt de notre batellerie, l'abandon prochain par l'État et les compagnies, d'une partie des droits de péage actuellement perçus. C'est une question qui se présente dès aujourd'hui qu'il s'agit de régler le nouveau tarif du canal de Saint-Quentin.

Disons toutefois, que si le vent révolutionnaire se calme un peu, le mouvement ascensionnel imprimé à l'activité industrielle et commerciale du Nord, permettra aux deux voies de circulation de cheminer parallèlement tout en prospérant. Jusqu'alors le chemin de fer n'a encore enlevé à la navigation qu'une part assez peu importante du transport des houilles.

Les états officiels font connaître que la totalité des houilles importées dans le premier mois de 1849 par la frontière belge à Condé, s'est élevée à 230,694 tonneaux, dont seulement 6,109 tonneaux par le chemin de fer.

L'expression de la puissance d'un pays, se trouve encore dans le chiffre des contributions par lequel il concourt à supporter les charges de l'État.

Voici d'abord, en ce qui concerne les contributions directes, des documents officiels que nous devons à l'obligeance de M. Renard, directeur des contributions directes.

Années.	Produit des quatre contributions directes.	OBSERVATIONS.
1846	12,630,946 fr. 33 c.	Pour la France entière, 418,538,382 fr. 36 c.
1847	12,747,565 23	Id., 423,435,560 44
1848	13,067,291 29	Dans ces chiffres n'est pas compris le produit
1849	13,250,244 70	des 45 centimes.

En 1847, le département est entré pour un trente-troisième dans le produit des contributions directes de la France.

Dans ce produit, les fonds généraux du trésor figurent pour environ 2/3, et les fonds spéciaux des départements et des communes pour 1/3.

Ce dernier chiffre est élevé et indique la proportion dans laquelle la réduction de l'impôt pourrait avoir lieu par l'économie, dans les allocations communales et départementales.

L'examen du produit des patentes donnant plus particulièrement la mesure de la puissance industrielle et commerciale, nous présentons, dans le tableau suivant, par arrondissement, le produit de cet impôt, depuis et y compris 1844.

Produit des Patentes.

Arrondissements	1844.			1845.			1846.		
	Nombre de patentés.	En principal seulement.	En principal et centimes additionnels.	Nombre de patentés.	En principal seulement.	En principal et centimes additionnels.	Nombre de patentés.	En principal seulement.	En principal et centimes additionnels.
Avesnes . . .	6.393	98.136 83	128.248 18	6.584	110.747 09	147 216 37	6.835	119.438 01	155.856 06
Cambrai. . .	5.907	128.415 83	178 265 94	6.293	144.520 55	205.440 54	6.329	143.656 16	202 435 07
Douai. . . .	3.828	75.843 16	94.692 23	3.813	88.950 78	113.541 69	3.859	88.060 02	110.594 45
Dunkerque. .	4.449	115.657 63	145.667 24	4.672	132.518 01	174.503 08	4.571	128.590 74	168.502 14
Hazebrouck. .	3.156	43.178 16	64.537 35	3.329	55.093 76	82.025 84	3.378	56.228 94	80.830 63
Lille.	14.994	671.459 86	850.862 04	15.170	717.761 06	930.589 14	15.230	716.849 39	916.289 76
Valenciennes	6.304	137.442 »	172.308 81	6.177	155.149 89	194 582 82	6.270	156.442 48	192.542 48
Total. . .	45.031	1.270.133 47	1.634.601 79	46.038	1.404.741 14	1.848.499 48	46.472	1.409.265 74	1.827.050 59

Arrondissements	1847.			1848.			1849.		
	Nombre de patentés.	En principal seulement.	En principal et centimes additionnels.	Nombre de patentés.	En principal seulement.	En principal et centimes additionnels.	Nombre de patentés.	En principal seulement.	En principal et centimes additionnels.
Avesnes . . .	6.825	119.064 20	155.209 03	6.840	122.307 26	159.426 73	6.701	120.633 56	165.406 37
Cambrai . . .	6.321	142.817 61	203.458 63	6.334	141.666 80	203.694 58	5.877	135.063 04	202.088 08
Douai. . . .	3.912	91.780 29	115.130 76	4.006	95.003 22	119.265 09	3.968	92.947 67	118.861 05
Dunkerque. .	4.529	124.489 90	163.933 »	4.582	131.992 05	171.694 44	4.509	129.653 93	173.703 70
Hazebrouck. .	3.412	57.234 37	82.646 27	3.431	58.074 92	84.168 99	3.408	56.680 73	83.987 99
Lille.	15.117	718.590 48	919.089 30	14.809	725.074 95	955.653 84	14.718	696.110 81	971.284 04
Valenciennes.	6.351	163.093 44	200.401 74	6.550	173.971 03	213.506 72	6.739	180.183 80	224.501 90
Total. . .	46.467	1.417.070 29	1.839.868 78	46.552	1.448.090 13	1.907.470 39	45 925	1 411.273 54	1.939.833 73

Observations. — L'accroissement de 1845 sur 1844, tient à l'application de la nouvelle loi des patentes. La plupart des différences proviennent des centimes additionnels qui varient annuellement de commune à commune. — Ainsi, les patentes se sont accrues en 1849, bien qu'elles aient diminué en principal.

Le principal de 1848 était de. . . .	1.448.090 13
Le principal de 1849.	1.411.273 54
Diminution pour 1849. . .	36.816 59
Avec les centimes additionnels : 1848. .	1.907.470 39
Idem. 1849. .	1.949.823 45
Augmentation pour 1849. . .	32.363 34e

Le nombre des patentés a été, pour la France entière, de 1,443,678
en 18 47. Ce nombre a été, pour la même année, dans le département,
de 50,140 : c'est-à-dire un vingt-huitième.

Voici enfin le tableau du produit des contributions indirectes du départe-
tement depuis la dernière exposition. On y remarquera cette particularité,
que le produit de ces contributions, au lieu de diminuer en 1847 et 1848,
a toujours été croissant :

		ARRONDISSEMENTS DE						TOTAL pour le département.
		Lille.	Valenciennes.	Cambrai.	Douai.	Avesnes.	Dunkerque.	Hazebrouck.	
Exercices	1844	5.536.295 17	3.727.863 23	2.102 685 31	1.604.351 02	1.211.387 18	1.039.458 68	680.009 43	15.902.050 02
	1845	6.208.443 09	3.984.799 75	2.228.532 07	1.712.857 37	1.273 981 45	1.089.022 43	685.653 28	17.183 289 44
	1846	7.162.348 82	4.684.713 43	2.387.128 48	1.793.747 04	1.387.696 12	1.148.852 75	689.643 09	19.254.130 33
	1847	7.447.624 99	5.482.501 71	2.519.386 12	2.051.957 93	1.410.560 31	1.144.273 76	652.756 37	20.739.061 19
	1848	7.362.788 59	6.416.251 78	1.979.814 03	2.015.996 89	1.447.588 62	1.071.705 89	679.877 61	20.974.023 41

Chambre de commerce.
La question des contributions a été, depuis quelques années, l'objet
d'une étude sérieuse de la part de la chambre de commerce de Lille. Ce
corps, qui a su se placer au premier rang de nos chambres consulaires,
après s'être efforcé de faire ressortir l'injuste application de l'impôt des
portes et fenêtres aux établissements industriels, par la spécieuse distinction faite par l'administration entre les usines et les manufactures, a
combattu par de puissants arguments la disposition qui, dans la loi des
patentes, sert à déterminer la valeur locative des usines, disposition où
l'usure et la destruction totale du mobilier industriel, en peu d'années, ne
sont pas prises en considération. Enfin, dans une circonstance plus récente,
elle a attaqué avec toute l'énergie d'une profonde conviction, les dispositions du projet de loi de l'impôt sur le revenu mobilier, surtout en ce qui
concerne les bénéfices du commerce et de l'industrie. En faisant appel sur
ce terrain aux autres chambres de commerce, la chambre de Lille a puissamment contribué à faire retirer ce projet de loi, qui, indépendamment
des charges nouvelles qu'il allait faire peser sur l'industrie, dans des
circonstances si désastreuses pour elle, tendait à créer pour l'administration des contributions le besoin de fouiller dans le secret des familles et

des positions commerciales, et de perdre par là cette considération morale qui lui est si nécessaire dans le difficile accomplissement de ses devoirs.

Le jury départemental devait un témoignage de reconnaissance à cette chambre de commerce, qui, dans les moments difficiles de la révolution de février, au moment où chacun voyait ses intérêts privés en péril, s'est constituée en permanence et a porté une sollicitude incessante sur toutes les questions d'intérêt public qui entraient dans ses attributions. Elle a activé par ses démarches le rétablissement des communications avec Paris : la première, elle a obtenu du ministre des finances l'intervention des agents du trésor pour le recouvrement des valeurs commerciales, dans un moment où le rouage des banques particulières a fait défaut au commerce. Après la création d'une société de recouvrement, elle a organisé, pour l'arrondissement de Lille, sur de larges bases, un comptoir d'escompte, pour la création duquel elle a, dans les jours les plus mauvais, réuni une souscription d'un million de francs, enfin comme complément de cette institution, elle a ouvert des magasins généraux agréés par l'Etat.

Dire quels services ces établissements ont rendu au pays, cela est impossible, sans se reporter à une époque où le secours immédiat de quelques centaines de francs arrachait une maison de commerce à la honte de la faillite. Nous laissons l'appréciation de ces bienfaits à tous nos négociants, aux hommes de bonne foi qui savent se rappeler les dangers passés, et pour lesquels les scrupules commerciaux ont toute leur puissance. Ils trouveront une grande signification dans les documents suivants, qui expriment les mouvements de la société de recouvrement de Lille, du comptoir national de l'arrondissement et des magasins généraux.

Société de recouvrement.

La société de recouvrement, dont l'administration était gratuite, a été instituée par un arrêté préfectoral du 17 mars 1848, et a fonctionné dès le 19. Elle était composée de MM. Kuhlmann, président; Th. Rouzé, Tilloy-Casteleyn, Fidèle Cordonnier, et Raux, secrétaire. Elle a cessé ses travaux le jour de l'ouverture du comptoir d'escompte, c'est-à-dire le 17 avril, et dans ce court espace de temps elle a reçu en recouvrement 3,180 effets d'une valeur de 852,709,52 fr. Le retour faute de paiement a eu lieu pour 650 effets d'une valeur de 186,709 37 A sa liquidation, il lui est resté un bénéfice de 1,200 fr. qui, offert à la chambre de commerce, a été consacré à pourvoir aux frais d'étude et d'entretien de deux jeunes gens à l'École des Arts et Métiers de Châlons.

Comptoir national d'escompte.

Voici le résumé des travaux du comptoir national d'escompte de l'arrondissement de Lille, du 17 avril 1848 au 30 avril 1849 :

Effets remis à l'escompte ou au recouvrement pour l'arrondissement de Lille.

1848.	Du 17 avril au 31 mai.	Effets 117	Fr.	80,164,22
—	Mois de juin.	— 146	—	63,194,98
—	— juillet. . . .	— 139	—	63,601,43
—	— août.	— 108	—	52,893,45
—	— septembre.	— 88	—	40,030,54
—	— octobre. . . .	— 85	—	44,790,55
—	— novembre. .	— 83	—	43,532,98
—	— décembre. .	— 86	—	43,658,46
1849.	— janvier. . . .	— 81	—	43,338,34
—	— février. . . .	— 83	—	43,212,18
—	— mars.	— 79	—	37,356,91
—	— avril.	— 90	—	44,183,27

Portefeuille :

Entrée.	Effets 50,274	Fr.	31,505,141	13
Sortie. .	— 54,637	—	30,241,864	99

Moyenne par mois :

A l'entrée.	Fr.	2,536,127	01
A la sortie.	—	2,431,099	65

Importance moyenne de chaque effet. Fr. 564 87

Les effets escomptés entrent dans les chiffres du portefeuille pour 24,441 effets, donnant Fr. 13,418,489 68 c., y compris les billets garantis pour transfert des récépissés des magasins généraux, lesquels sont de 693, Fr. 2,110,238 72 c.

Le comptoir ayant avancé en moyenne environ 60 % de la valeur des marchandises déposées, le chiffre ci-dessus représente en marchandises entrées aux magasins ou dont les récépissés ont été l'objet d'un renouvellement, environ Fr. 3,500,000.

Le produit des opérations de ce comptoir a été de 5 p. % pour le premier semestre, soit 10 p. % pour un an.

Il faut ajouter, pour mieux justifier ce beau résultat, que le comptoir d'escompte a trouvé une direction gratuite, dans le dévoûment d'un membre de la chambre de commerce. Le jury départemental, qui a le devoir de mettre en évidence tous les services rendus à l'industrie, ne saurait oublier que M. Théodore Rouzé, que recommandent déjà dix-neuf ans de fonctions de juge consulaire, en se chargeant de la direction gratuite du comptoir national d'escompte de l'arrondissement de Lille, a fait preuve d'un grand et patriotique désintéressement, d'une véritable abnégation de ses intérêts privés. Inutile d'ajouter que sa direction a été à la fois intelligente et libérale ; les résultats que nous venons de consigner le prouvent suffisamment.

Il nous reste à dire quelques mots encore concernant les comptoirs nationaux d'escompte. Après les services que ces établissements ont rendus dans les temps de crise que nous venons de traverser, il semblerait inutile de rien ajouter pour assurer leur conservation, et cependant, déjà les organes des intérêts publics doivent venir en aide à des établissements destinés, en temps de crise, à remplacer le rouage insuffisant des banques privées, et qui, dans les temps ordinaires, s'opposent efficacement à toute élévation exagérée du taux de l'escompte.

En ce qui concerne ces comptoirs, le jury départemental s'associe au vœu émis par le conseil municipal de Paris, et proteste contre les conclusions du rapport présenté à l'Assemblée constituante par M. Ducos. Il appelle de tous ses vœux l'appui de l'Assemblée législative, non seulement sur la conservation des comptoirs nationaux d'escompte, mais encore sur leur organisation uniforme dans toute la France, sur des bases plus solides et plus durables. Nous ne sommes pas tellement loin des orages, pour nous priver déjà d'un appui issu d'un noble élan de patriotisme.

MAGASINS GÉNÉRAUX DE LILLE.

MOIS.	DÉPOTS EFFECTUÉS.			RENOUVELLEMENTS.		DÉPOTS RETIRÉS.			VALEURS en MAGASIN fin de chaque mois.
	Récépissés.	Valeurs expertisées.	Sommes prêtées (déclarées).	Récépissés.	Valeurs expertisées.	Récépissés et fractions.	Valeurs expertisées.	Sommes prêtées (déclarées).	
1848, avril.	172	935,189 50	492,879 93	»	»	»	»	»	935,189 50
» mai.	127	588,164 33	355,836 30	»	»	17	142,076 96	62,000 »	1,380,676 87
» juin.	44	216,628 38	172,408 22	»	»	14	51,348 36	26,910 »	1,545,956 89
» juillet.	29	155,221 20	131,849 90	126	658,655 60	38	150,907 68	70,350 »	1,550,270 41
» août.	24	43,147 63	36,289 »	82	404,271 84	37	181,743 69	102,491 »	1,411,079 86
» septemb.	8	20,798 60	20,586 »	33	144,973 25	40	206,997 23	148,681 »	1,225,481 »
» octob.	4	10,750 »	7,530 »	104	473,943 78	54	273,409 17	173,578 60	960,697 06
» novemb.	12	47,744 25	28,440 »	67	277,243 43	27	106,025 21	69,094 »	902,416 10
» décemb.	7	25,632 50	12,915 »	33	103,300 59	20	104,435 11	69,052 »	825,733 05
1849, janvier.	3	4,682 45	400 »	70	296,444 76	56	139,921 94	80,081 95	690,493 56
» février.	1	298 74	»	47	182,692 48	35	85,259 90	59,856 50	605,532 40
» mars.	1	559 50	391 30	21	66,912 35	71	163,589 74	107,186 50	449,502 16
» avril.	»	»	»	34	147,880 50	41	84,909 76	67,637 93	357,592 40
		2,048,817 08	1,259,595 65				1,691,224 68	1,036,518 78	

NATURE ET VALEUR des marchandises déposées.	
Sucre brut indigène.	516,884 34
Sucre raffiné blanc	15,748 80
Id. candi.	32,361 82
Fil de lin simple et retors. . .	764,034 74
Laine peignée filée.	108,445 95
Coton filé.	164,826 83
Toile de lin.	109,903 26
Linge de table.	28,687 35
Tulle de coton.	51,899 38
Calicots.	18,708 90
Lin teillé.	12,825 95
Garance.	32,313 »
Prussiate de potasse.	27,566 »
Céruse.	20,823 97
Fer en fonte, en barres et ouvré.	43,623 65
Métiers et mécaniques. . .	6,400 »
Marchandises diverses . . .	40,763 14
Total.	2,048,817 08

En voyant renaître les transactions commerciales, n'oublions pas tout ce que l'on doit à l'action personnelle des manufacturiers. Rendons justice aux efforts inouïs qu'ils ont faits pour entretenir le travail de leurs ateliers, alors qu'affaiblis déjà dans leurs ressources par une année de crise commerciale occasionnée par la disette, ils se sont vus en face d'une révolution qui, sous le rapport de la perturbation de leurs intérêts, de la perte de tout crédit, de la cessation de tout débouché, a de beaucoup dépassé les événements de 1830.

Pour le manufacturier, le souffle des révolutions est doublement dangereux, non seulement il compromet sa fortune, mais il fait encore naître pour lui des devoirs qui engagent tout son avenir, son honneur même, et le placent entre l'abandon des sentiments d'humanité et la ruine.

Dire tous les actes de dévoûment qui ont marqué cette époque, dire tous les sacrifices que nos manufacturiers se sont imposés, au péril même de leur fortune, ce serait rappeler des faits à la connaissance de chaque membre du jury, des faits auxquels chacun a pris plus ou moins de part, selon sa position ; ce serait enfin enlever à ces bienfaits la grande valeur qu'ils tirent de la spontanéité avec laquelle ils ont été accomplis.

Influence de l'industrie. Après tant de souffrances si héroïquement supportées, l'industrie est-elle un bienfait, est-elle une calamité ?

Ce problême, la société en demande la solution.

Quelques jours à peine se sont écoulés depuis qu'un membre de l'Académie des sciences morales et politiques, qui avait reçu mission à cet effet, a voulu juger souverainement la question.

Écoutez-le : « L'industrie moderne altère et démoralise les populations ; elle
» engendre le paupérisme ; plus on la protège, plus elle entraîne de misères
» après elle. Voyez, dit-il, l'industrie du coton, la plus grande, la plus favorisée
» de toutes assurément, quel est le sort de ses ouvriers ? » il semble dire de ses
victimes ! Il ajoute : « Dans le département du Nord, l'agriculture, l'industrie,
» paraissent jeter un grand éclat ; c'est un échafaudage que le moindre souffle
» renverserait. Dans ce pays si riche en apparence, vous trouvez un pauvre sur
» trois dans les villes, un sur cinq dans les campagnes. En peut-il être autre-
» ment ; les capitaux sont très-divisés dans le Nord, et l'esprit d'association n'y
» pénètre guère. Or, aujourd'hui la grande manufacture seule peut donner des
» résultats. Il ne reste aucune chance de bénéfice aux petits établissements.
» L'abaissement successif du prix de la main-d'œuvre y est le seul moyen offert
» au manufacturier de ne pas sentir lui-même l'étreinte de la misère. C'est une
» lutte éternelle entre le capital et le salaire, et cette lutte compromet le repos
» de la société. »

Telle est l'opinion d'un homme que son savoir et la spécialité de ses études ont, sur la demande du Gouvernement, fait choisir et envoyer pour étudier dans nos contrées l'influence de l'industrie sur le sort des populations. Sa parole, désintéressée qu'elle doit être, a un caractère presque officiel. Ses déductions semblent ne laisser d'autre alternative que la destruction de la production, et ses conclusions la demandent partiellement du moins. Qui oserait contredire des assertions formulées si hardîment et avec une telle autorité; qui peut entreprendre cette contradiction avec le style si brillant de l'illustre académicien, la fécondité de son imagination. Et cependant, nous ne pouvions terminer ce résumé de la situation industrielle du département sans quelques mots de réponse à une attaque aussi directe. A défaut de la parure brillante dont notre contradicteur a su revêtir son œuvre, nous avons voulu, dans notre réponse, faire un simple appel aux faits. Nous avons pensé qu'en matière de science économique, les faits bien observés, consciencieusement reproduits, peuvent suppléer l'élégance du langage.

A Dieu ne plaise, que nous voulions prétendre démontrer que l'industrie, et surtout celle concentrée dans les grandes villes, ne présente pas dans son état actuel, de graves inconvénients pour le sort de la classe ouvrière et pour la société entière, et qu'il n'y a pas de remèdes à chercher à cette situation, mais ce que nous avons à cœur de faire ressortir et ce que sans doute M. Blanqui lui-même ne voudra pas contester, bien qu'il ne nous paraisse pas en avoir tenu suffisamment compte, c'est qu'à n'envisager que le côté des inconvénients, il sera facile de condamner l'efficacité de tout bienfait social, de toute institution, de tout progrès. L'imprimerie, le chemin de fer, le télégraphe, chaque progrès enfin a ses inconvénients, pourquoi l'industrie moderne en serait-elle exempte? Ce qu'il nous importe de faire, c'est d'établir la balance entre le bien et le mal, et de chercher avec une ferme volonté de le trouver, un remède aux inconvénients que fait naître la modification continuelle de la société humaine.

Le rapporteur du jury ne pouvant embrasser, dans son appréciation de la question soulevée, le département tout entier, a pris pour exemple la ville de Roubaix dont l'origine et le développement ont eu lieu sous l'influence la plus directe que l'industrie puisse exercer sur le sort des populations. Il fit à cette occasion un appel aux souvenirs et à l'expérience de l'un de nos collègues, habitant cette ville, et dont les efforts pour la défense des intérêts de l'industrie nationale, soit à la chambre de commerce de Lille, soit au conseil général des manufactures, soit enfin au conseil supérieur du commerce, sont connus de la France entière.

Voici les documents qui lui sont parvenus :

En 1801, Roubaix, dont la production manufacturière était connue dès le 15.me siècle, convertissait en tissus (camelots et satins), les laines que Tourcoing peignait et faisait filer à la main dans les campagnes environnantes.

Les rapports de Roubaix se bornaient alors à la vente de ses produits à quelques acheteurs de Lille : pas de route directe qui reliât les deux villes, pas de voiture publique qui les mît en communication, pas de bureau de poste aux lettres ; un piéton faisait le service, et les dépêches mettaient au moins douze heures, quelquefois trente-six, pour arriver d'une localité dans l'autre ; il n'y avait pas d'eau pour teindre les étoffes; aucun moyen de les apprêter. La population officielle de Roubaix était alors de 8,397 habitants, presque tous agriculteurs et ouvriers : on ne comptait que quelques maisons de commerce un peu notables; une production manufacturière de 4 millions était le résultat du travail annuel, c'est-à-dire que chaque habitant représentait une production de 500 fr. Le salaire des tisserands était de 5 à 6 fr. la semaine.

Les ouvriers portaient le dimanche un habit de drap grossier qui, d'ordinaire, était conservé pendant toute la durée de l'existence ; des vêtements achetés le plus souvent à la friperie à Lille, composaient le costume journalier : les femmes étaient vêtues d'une étoffe, chaîne de fil, trame de laine grossière, qu'on appelait *razis* : une maison dont la sôle était en terre, des lucarnes pour fenêtres, telle était l'habitation.

Ces maisons étaient amoncelées dans des *courées* communes, qui n'avaient qu'une sortie sur la voie publique : ces *courées* n'étaient point pavées et les eaux n'y avaient pas d'écoulement.

Telle était la situation économique, lorsqu'en 1801 les premières mécaniques anglaises pour filer le coton furent introduites.

La population de 8,397 habitants, en 1801, s'est élevée à 14,457 en 1825, l'époque la plus brillante de l'industrie cotonnière. Cette population avait donc augmenté depuis 1801, soit en vingt-quatre ans, de 6,060, c'est 252 par an, et sur une population moyenne de 11,500, c'est 25 par 1,000. A cette époque, la production était de 11 à 12 millions, soit 1,000 fr. par habitant au lieu de 500 fr.

En 1831 commence pour Roubaix une nouvelle ère industrielle : à la fabrication du coton, diminuée par le mouvement politique qui venait de s'accomplir, vint s'ajouter la filature et le tissage de la laine longue ; l'ordre rétabli laisse bientôt un libre essor à la confiance, à la consommation, et conséquemment à la production, et nous constatons comme officiels les faits suivants :

En 1841, la population est de. . . 24,802
En 1846, elle arrive à 30,858

En prenant les moyennes de ces deux époques, on trouve que la vie est de 35 ans et 10 mois ; elle était de 35 ans 6 mois en 1801. La production annuelle est de 35 millions de francs, c'est plus que 1,100 fr. par chaque habitant.

En résumé, sans que la vie soit en rien abrégée, sans que les mœurs publiques aient été sensiblement altérées, en même temps que la production s'élève de 500 fr. à 1,100 fr. par individu, la population de Roubaix s'est presque quadruplée en 45 ans, tandis que la moyenne n'a ajouté qu'un tiers à la population de la France ; ajoutons à cela que si prompte qu'ait été l'augmentation de la population de Roubaix, elle est cependant demeurée insuffisante, puisque plusieurs milliers de belges, sortis des Flandres, sont chaque année venus chercher dans nos fabriques le travail et le pain que leur pays, dépouillé de sa vieille industrie et livré à toutes les concurrences, ne pouvait plus leur offrir.

Pendant que cet accroissement de la population avait lieu, le salaire des tisserands habitant pour la plupart la campagne, de 5 à 6 fr. par semaine en 1801, s'est élevé à 10 fr. ; et dans les plus mauvais jours, il n'est pas descendu au-dessous de 7 fr. 50 c.

Les ouvriers de nos filatures gagnent de 12 à 20 francs.

Aussi chez nos ouvriers, et surtout chez nos ouvriers de filature, la nourriture est abondante, l'habitation, à de rares exceptions près, est spacieuse et salubre, les vêtements ne sont pas à comparer à ce qu'ils étaient ; à la propreté se joint aujourd'hui une certaine élégance.

Ce sont là des résultats qui s'offrent à tous les regards et qui ne peuvent être l'objet d'une contestation.

Il y a lieu d'examiner ici cette opinion, que la grande manufacture est seule utile au pays, que seule elle assure des bénéfices à la société, des salaires suffisants, et, par suite, l'émancipation de l'ouvrier ; et que l'industrie du Nord fractionnée, répandue partout, entraînant avec elle l'agriculture, ne présente sous l'apparence de la richesse, rien que de superficiel, d'essentiellement fragile, et recèle, comparée aux autres contrées de la France, bien plus de misère, bien moins d'éléments de bonheur.

Plût à Dieu que partout l'agriculture et l'industrie pussent associer leurs efforts, c'est une alliance dont nous avons déjà fait ressortir les heureux effets dans le département. Il y a avantage réciproque pour les deux industries ; s'il y a là un entraînement, certes il n'est pas à déplorer.

Et qui ne sait que dans la grande fabrique, la valeur des produits comporte moins de main-d'œuvre que dans les petits établissements ; qui ne sait que le prix de la main-d'œuvre est d'autant plus élevé que le travail est réparti dans un plus grand nombre d'ateliers , au lieu de l'être dans un seul qui peut dicter la loi du salaire et l'élever ou l'abaisser à volonté. Qui ne sait que lorsque les ateliers sont établis dans des proportions moins gigantesques, l'ouvrier, le contre-maître, peut à son tour devenir fabricant ; c'est un motif d'émulation que n'admet pas la concentration du travail.

On a parlé de la fragilité de notre industrie du Nord. Eh quoi ! une disette en 1847, une révolution en 1848 , voilà bien de quoi briser l'existence industrielle la plus robuste. Il a suffi de 1847 pour bouleverser et mettre en faillite la colossale industrie anglaise. L'Alsace debout en 1847, a faibli en 1848 ; 42 établissements ont été pendant cette crise , impuissants à continuer leur travail. A Lille, Roubaix , Tourcoing , Armentières, le travail, momentanément ralenti , n'a pas été interrompu ; pas une faillite , pas une seule n'a affligé ces contrées, où l'on ne voit que ce que l'on appelle de petits établissements.

Nous avons démontré que si le travail industriel développe la population, il apporte à cette population des moyens d'existence, du bien-être même. Que devient donc le reproche qu'il engendre le paupérisme ?

On nous dit qu'en consultant le registre du bureau de bienfaisance de Roubaix , on constate que, pendant toute l'année 1848, sur une population de 31,000 habitants, on a dû secourir en moyenne 10,860 individus ; cela est vrai ; mais ce qui est vrai aussi , c'est que ces 10,860 individus n'étaient que 2,880 en 1845 , et ne sont plus aujourd'hui que 3,000, en y comprenant 600 enfants de 3 à 12 ans , recueillis dans une salle de refuge , où ils reçoivent à la fois l'instruction élémentaire et la nourriture.

Et d'ailleurs, qu'a de commun l'industrie avec la révolution de 1848 ? Qu'a-t-elle à faire avec ces anciennes et trop nombreuses misères dont le spectacle s'étale dans quelques quartiers du chef-lieu du département ? A-t-on jamais reproché à l'industrie parisienne l'existence de ces cloaques infects qui avoisinent la place Maubert ; est-ce l'industrie qui nous a donné les truands et la cour des miracles ? Constatons au contraire que si partout ces plaies qui affligent l'humanité , se cicatrisent , l'industrie moderne y a puissamment contribué , et que bientôt l'administration publique aura pu en effacer jusqu'aux dernières traces.

Au lieu de faire à l'industrie le reproche d'apporter périodiquement une perturbation dans les moyens d'existence des ouvriers qu'elle emploie, attaquez les doctrines subversives et ces actes qui, dans les premiers mois de la révolution de 1848, ont frappé momentanément de mort tous les éléments de production.

Condamnez ceux qui , en prêchant la spoliation , ont jeté la terreur dans nos villes et l'erreur dans bien des esprits. Condamnez encore ceux qui, en combattant le communisme, en tant qu'il s'attaque à la propriété du riche , l'encouragent lorsqu'ils veulent jeter à tous les peuples, l'industrie du pays , cette propriété de nos travailleurs.

Ne rendez pas nos industriels responsables du désordre jeté dans le travail ; ils ont d'autres faits pratiques à présenter à l'histoire que ceux de toutes ces sectes rivales , qui s'abritent sous le nom de socialistes et qui tour-à-tour ont fait leurs épreuves à Ménilmontant, à Condé-sur-Vègres, au Texas, qui n'ont conçu d'autres organisations industrielles et commerciales que la banque du peuple, l'association de Clichy et les ateliers nationaux.

Mais détournons les regards de ces jours d'égarement, où l'on a cherché un remède aux maux qui tourmentent la société industrielle dans ces mots : droit au travail , salaire uniforme ; et qui peuvent se traduire par encouragement à la paresse et au désordre. Que ces temps d'épreuve, espèce de pierre de touche pour faire apprécier à la fois la valeur des hommes et des théories, ne restent dans l'histoire qu'à titre d'enseignement.

Disons cependant que les organes des intérêts commerciaux n'ont pas fait défaut au pays , au milieu des désordres que nous venons de rappeler ; ils ont énergiquement protesté contre les déclamations au moyen desquelles on cherchait à affaiblir les liens qui lient le patron à l'ouvrier. Voici ce qu'écrivait la Chambre de commerce de Lille au ministre Bethmont dans les premiers mois de la révolution , à l'occasion de cet antagonisme que l'on a fait naître d'une manière si malheureuse, et où se trouve tout un abîme pour l'avenir de notre industrie :

« La chambre ne saurait trop déplorer l'état d'émoi où , par des suggestions » anti fraternelles , l'on a mis et dans lequel on entretient notre population » ouvrière jusqu'alors si calme. L'ouvrier se laisse facilement entraîner à une » fausse interprétation des principes de la liberté et de l'égalité, à des prétentions, » qui, si l'on n'y prend garde , peuvent avoir pour conséquence la liquidation » de nos plus belles manufactures , et l'émigration des talents et des capitaux » que le pouvoir en France serait impuissant à protéger.

» Nous dirons aux hommes qui, dans des vues humanitaires , ont fait , avec une si coupable irréflexion, un appel à l'ouvrier contre le patron : Vous voulez » qu'on honore le travail et vous jetez le désaccord parmi les divers éléments dont il se compose.

» Qu'on le sache bien, toutes les doctrines communistes ou socialistes, dans

» ce qu'elles ont d'applicable, ne peuvent réaliser encore les bienfaits que
» répand autour de lui un de ces grands industriels, devenu la providence des
» ouvriers, et dont l'existence entière est consacrée à multiplier les sources
» du travail.

» Est-ce ainsi qu'ont procédé nos pères, les républicains de 1792, qui, à peine
» affranchis des maîtrises et des jurandes, ont institué les expositions publiques
» des produits de l'industrie nationale destinées à mettre en évidence les décou-
» vertes industrielles et à mettre en honneur, sans aucune distinction de rang,
» les hommes auxquels elles sont dues.

» N'est-ce pas par ces glorifications officielles du travail que l'industrie a
» progressé et a multiplié à l'infini le salaire, que la France a pu placer au
» nombre des hommes qui ont bien mérité de la patrie les Jacquart, les Montgol-
» fier, les Richard Lenoir, les Chaptal et tant d'autres, la plupart sortis des
» rangs des travailleurs.

» Et aujourd'hui, quels titres de gloire ne s'attachent pas aux noms si popu-
» laires des Ternaux, des Paturle, des Cavé, des Koechlin, des Schneider, des
» Derosne et Cail? Maintes fois dans vos expositions publiques vous les avez
» proclamés les bienfaiteurs de l'humanité, et aujourd'hui vous les placeriez
» dans un état de suspicion en face de leurs ouvriers?

» En descendant de tels hommes du piédestal où les avaient élevés les bien-
» faits répandus autour d'eux par leur activité et leur génie, vous rapetissez
» l'industrie tout entière, vous alarmez le capital qui lui sert de moteur, vous
» provoquez l'émigration au profit de l'étranger, vous affaiblissez la grandeur
» de la nation, grandeur qui réside, non seulement dans la richesse du sol, dans
» la puissance des armées de terre et de mer, mais aussi dans la réunion nom-
» breuse de citoyens dont le nom seul exprime un service signalé rendu à la
» patrie et à l'humanité. »

Le jury départemental est heureux de transcrire ces paroles et de s'associer aux
pensées qu'elles expriment.

Certes, nous ne sommes pas de ceux qui disent qu'il n'y a rien à faire,
que notre organisation industrielle n'appelle pas des modifications.

Tout est prospère à Roubaix en janvier 1848, et pendant ce mois, le plus
rigoureux de l'année, on distribue 6,000 pains à 600 familles. La révolution
éclate à la fin de février, et dès le mois de mars, dans une saison tempérée, il
faut donner 22,000 pains à 1,800 familles. En avril, c'est 54,000. En mai,
121,000 pour 3,200 familles; quelle est donc cette population qui n'économise
pas même de quoi traverser quinze jours de chômage?

Nous venons de toucher du doigt le mal réel; de constater, par un fait palpable, ce qui manque essentiellement à l'industrie, au bien-être des ouvriers qu'elle emploie; c'est le souci du lendemain, c'est l'esprit de prévoyance qui lui permette d'envisager sans effroi les chômages dont l'industrie peut se trouver frappée, qui lui permette de traverser ces épreuves sans que le désespoir de la faim en fasse un instrument docile entre les mains des fauteurs de désordre.

L'humanité, l'industrie et la société entière sont intéressées à ce que la condition de notre population ouvrière soit moins sujette à des oscillations dans ses conditions d'existence.

Notre Assemblée législative, les administrations publiques, sauront faire leur devoir et assurer à nos ouvriers ce qu'ils peuvent attendre de protection de la loi et de secours des institutions de bienfaisance. L'Assemblée constituante est entrée largement dans cette voie, et nous pouvons tout attendre du patriotisme de l'Assemblée législative que le suffrage universel vient de donner au pays, comme nous pouvons tout attendre des administrations départementales et communales qui ont tous les jours sous les yeux les plaies qu'il s'agit de cicatriser. Mais, alors même que le pays épuiserait toutes ses ressources financières, que la bienfaisance des particuliers apporterait la plus large part de secours à nos populations ouvrières; que les institutions les plus libérales seraient créées dans l'intérêt de leur bien-être, le résultat tant désiré ne pourrait encore être atteint. Comme condition première, il faut que l'esprit d'ordre et d'économie pénètre chez l'ouvrier lui-même. Il faut qu'il comprenne que le salaire dans les temps prospères comprend une avance pour les temps de crise. Il faut qu'il sache prévoir la maladie, qui, non seulement, enlève le pain de la famille, mais encore crée des charges nouvelles. Il faut qu'il sache envisager la vieillesse sans effroi en cumulant quelques épargnes pendant l'âge de la virilité. Par là seulement l'ouvrier cessera d'être exposé aux cruelles étreintes de la misère, pendant les crises industrielles ; par là les vétérans de l'industrie cesseront par leur position précaire de servir de chef d'accusation contre l'industrie elle-même ; par là enfin le pays, au lieu de trouver dans l'ouvrier un danger, y trouvera le plus ferme appui de l'ordre, première condition du maintien de son travail.

Ce résultat tant désiré, est-il impossible ? Non certes; mais il ne pourrait être obtenu par l'action seule des lois et des institutions de bienfaisance. Il ne sera pas obtenu non plus tant que les liens entre les patrons et les ouvriers ne seront pas resserrés, car c'est plus particulièrement du patron que doit venir l'impulsion. C'est donc à cimenter cette union que doivent tendre tous nos efforts. Et que les chefs de nos manufactures le sachent bien, leur intérêt y est vivement engagé, car le travail arraché par le besoin du salaire n'est pas le travail donné en échange des bons procédés.

Disons-le bien haut. La générosité est au fond du cœur, il suffit d'une occasion pour la développer, il suffit de quelques exemples pour en propager les bienfaits : que nos manufacturiers se mettent donc à l'œuvre, que dans leurs usines ils créent des caisses de secours pour subvenir aux besoins de la maladie; qu'ils créent des caisses de vétérance; qu'ils donnent à ces caisses tous les encouragements possibles en y apportant leur contingent ; qu'ils élèvent le taux de l'intérêt à desservir; qu'ils donnent des primes aux plus économes, et surtout qu'ils agissent sur l'esprit de leurs ouvriers par ces paroles de persuasion qui partent du cœur et qui développent chez nos travailleurs les sentiments les plus élevés de l'estime et de la reconnaissance.

Quelques tentatives ont eu lieu dans cet ordre d'idées, et elles ont été couronnées des succès les plus complets.

Manufacturiers, sachez prendre ce souci de famille à l'égard de vos ouvriers et bientôt le travail ne présentera plus d'exemples de discorde entre le tronc et les membres : une pensée d'unité et de mutuelle confiance conduira au but commun. A l'œuvre donc, le ciel bénira vos efforts.

———————

Le Jury départemental, convoqué extraordinairement, s'est réuni le 25 juin, à onze heures du matin, à la préfecture du Nord, sous la présidence de M. Dumont, vice-président.

Après avoir entendu la lecture du travail de son rapporteur, il l'a adopté dans tous ses termes et l'a converti en délibération.

Désirant qu'il fût donné à son rapport la publication la plus étendue, le Jury a prié M. le Préfet de vouloir bien en ordonner l'impression en un nombre suffisant d'exemplaires.

LISTE ALPHABÉTIQUE

Des exposants dont les produits ont été admis, et des personnes qui ont été l'objet d'une demande de récompenses.

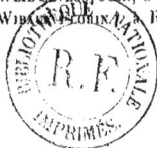

DIVISION DU TRAVAIL.

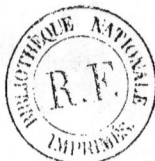

PREMIÈRE PARTIE.

ANALYSE DES TRAVAUX DU JURY.

DEUXIÈME PARTIE.

ANALYSE DE LA SITUATION INDUSTRIELLE DU DÉPARTEMENT.

www.ingramcontent.com/pod-product-compliance
Lightning Source LLC
Chambersburg PA
CBHW071152200326
41519CB00018B/5189